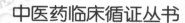

中医药临床循证丛书

U0391172

阿尔茨海默病

主编

招远祺（广东省中医院）

薛长利（Charlie Changli Xue，澳大利亚皇家墨尔本理工大学）

副主编

冯梅（广东省中医院）

Brian H May（澳大利亚皇家墨尔本理工大学）

编委

广东省中医院 （按姓氏笔画排序） 张林（Anthony Lin Zhang）

尤劲松　刘少南　郭新峰　温万鑫 Yuanming Di

澳大利亚皇家墨尔本理工大学 Anna J Hyde

Meaghan Coyle

临床专家指导小组

黄燕（广东省中医院）　　　　　　孙景波（广东省中医院）

蔡业峰（广东省中医院）　　　　　郑国庆（温州医科大学附属第二医院）

梁伟雄（广州中医药大学）　　　　Gerald Münch（澳大利亚西悉尼大学）

人民卫生出版社

图书在版编目（CIP）数据

阿尔茨海默病 / 招远祺，薛长利主编 . —北京：人民卫生
出版社，2018

（中医药临床循证丛书）

ISBN 978-7-117-27412-8

Ⅰ. ①阿…　Ⅱ. ①招…　②薛…　Ⅲ. ①阿尔茨海默病 -
中医治疗法　Ⅳ. ①R277.749.1

中国版本图书馆 CIP 数据核字（2018）第 210008 号

人卫智网	www.ipmph.com	医学教育、学术、考试、健康，购书智慧智能综合服务平台
人卫官网	www.pmph.com	人卫官方资讯发布平台

中医药临床循证丛书——阿尔茨海默病

主　　编：招远祺　薛长利
出版发行：人民卫生出版社（中继线 010-59780011）
地　　址：北京市朝阳区潘家园南里 19 号
邮　　编：100021
E - mail：pmph @ pmph.com
购书热线：010-59787592　010-59787584　010-65264830
印　　刷：北京画中画印刷有限公司
经　　销：新华书店
开　　本：710×1000　1/16　　印张：15
字　　数：230 千字
版　　次：2018 年 10 月第 1 版　2018 年 10 月第 1 版第 1 次印刷
标准书号：ISBN 978-7-117-27412-8
定　　价：45.00 元
打击盗版举报电话：010-59787491　E-mail：WQ @ pmph.com
（凡属印装质量问题请与本社市场营销中心联系退换）

中医药临床循证丛书编委会

总策划

吕玉波（广东省中医院）

陈达灿（广东省中医院）

Peter J Coloe（澳大利亚皇家墨尔本理工大学）

总主编

卢传坚（广东省中医院）

薛长利（Charlie Changli Xue，澳大利亚皇家墨尔本理工大学）

副总主编

郭新峰（广东省中医院）

温泽淮（广东省中医院）

张林（Anthony Lin Zhang）

Brian H May（澳大利亚皇家墨尔本理工大学）

顾问委员会

陈可冀（中国中医科学院）

吕爱平（香港浸会大学）

Caroline Smith（澳大利亚西悉尼大学）

David F Story（澳大利亚皇家墨尔本理工大学）

方法学专家组

卞兆祥（香港浸会大学）

George Lewith（英国南安普顿大学）

刘建平（北京中医药大学）

Frank Thien（澳大利亚莫纳什大学）

王家良（四川大学）

免责申明

　　本专著致力于对古今最佳中医证据进行系统评价。我们将尽最大努力以确保本书数据的准确性和完整性。该书主要针对临床医生、研究人员和教育工作者。循证医学主要包括现有的最佳证据，医生的临床经验和判断以及患者的愿望这三方面。需要注意的是，本书提及的所有中医疗法并非被所有国家接受。同时，本书出现的一些中药可能因为其存在毒性，或是濒危野生动植物种国际贸易公约严禁捕猎和采摘的动植物，现已不再使用。临床医生、研究者和教育工作者应遵循相关规定。患者参考本专著可向已获得中医执业资格证书的医生寻求更专业的意见和建议。

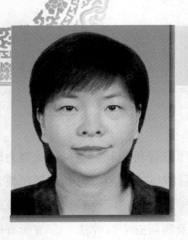

总主编简介
卢传坚教授,博士

卢传坚,女,广东省潮州市人,医学博士,广州中医药大学教授、博士生导师,澳大利亚墨尔本皇家理工大学荣誉教授和博士生导师。首批全国老中医药专家学术经验继承人,广东省"千百十人才培养工程"国家级人才培养对象。现任广东省中医院、广东省中医药科学院、广州中医药大学第二临床医学院副院长,兼任中华中医药学会免疫学分会主任委员,世界中医药学会联合会免疫学分会副会长,中国生物技术学会生物样本库分会中医药学组组长,广东省中医标准化技术委员会、广东省中医药学会中医药标准化专业委员会、广东省中西医结合学会标准化专业委员会主任委员等职务。

主持并完成国家中医药行业重大专项、国家"十一五"科技支撑计划等国家和省部级课题近 20 项。目前主持国家"十二五"科技支撑计划、国家自然科学基金、广东省自然科学基金团队项目等项目;主编出版《常见皮肤病性病现代治疗学》《皮肤病治疗调养全书》《中西医结合老年皮肤病学》、*The Clinical Practice of Chinese Medicine:Urticaria*、*The Clinical Practice of Chinese Medicine:Eczema & Atopic*、*The Clinical Practice of Chinese Medicine:Psoriasis & Cutaneous Pruritus*、*Evidence-based Clinical Chinese Medicine:Psoriasis vulgaris*、《当代名老中医养生宝鉴》《慢性病养生指导》《中医药标准化概论》专著 16 部;以第一作者及通讯作者发表所发表相关学术论文 120 余篇,其中 SCI 收录 40 多篇;获得国家发明专利授权和软件著作权共 4 项,获省部级教学、科研成果奖共 11 项;曾荣获"全国优秀科技工作者""全国首届杰出女中医师""第二届全国百名杰出青年中医""中国女医师协会五洲女子科技奖临床医学创新奖""南粤巾帼创新十杰""广东省三八红旗手标兵"等称号。

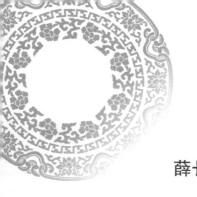

总主编简介
薛长利教授,博士

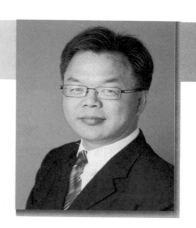

薛长利,澳大利亚籍华人,1987年毕业于广州中医药大学。2000年于澳大利亚皇家墨尔本理工大学(RMIT)获得博士学位。作为学者、研究员、政策管理者及执业中医师,薛教授有将近30年的工作经验。薛教授对中医药循证医学教育、中医药发展、临床研究、管理体系建立、政策制定及为社区提供高质量的临床服务,起到了十分重要的作用。薛教授是国际公认的中医药循证医学和中西医结合医学的专家。

2011年,薛教授被澳大利亚卫生部长委员会任命为澳大利亚中医管理局首任局长(2014年连任)。2007年,薛教授开始担任位于日内瓦的世界卫生组织总部传统医学顾问委员会委员。此外,2010年8月至今薛教授还被聘为广东省中医药科学院(广东省中医院)的名誉高级首席研究员。

薛教授现任澳大利亚皇家墨尔本理工大学教授,健康及生物医学院执行院长。他同时也是中澳国际中医药研究中心联合主任及世界卫生组织传统医学合作中心主任。1995年至2010年,薛长利担任皇家墨尔本理工大学中医系系主任,开设了5年制的中医和健康科学双本科和3年制的硕士学位课程。现在该中医系的中医教学及科研发展已经处于全球领先地位。

薛教授的科研经费已超过2300万澳大利亚元。这包括6项澳大利亚国家健康与医学研究委员会项目(NHMRC)和2项澳大利亚研究理事会项目(ARC)。薛教授发表高质量的科研文章200多篇,并经常应邀到众多国内外会议做主题演讲。薛教授在辅助医学的教育、科研、管理和实践方面已接受超过300家媒体的采访。

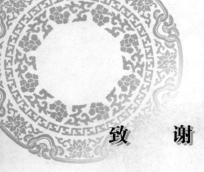

致　谢

　　非常感谢协助古籍和现代文献数据库检索、筛选和数据录入的卢静敏、黎倚文、梁如庄、宋珂、王科锐等同学，感谢为翻译工作做出贡献的甘胜男老师、章时杰、陈婧以及全体工作人员！

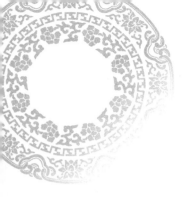

中医药临床循证丛书
总　序

　　中医药学是个伟大的宝库，也是打开中华文明宝库的钥匙。在西医学日新月异发展的进程中，中医药学仍然充满活力，造福人类健康。根源于朴素唯物辩证论等中国古代哲学思想形成的中医药理论体系，本着"有诸内者，必形诸外"的原则，历经几千年诊疗实践的积累和总结，中医药学理论日臻完善，为中华民族几千年的繁衍生息做出了卓越贡献。在科学技术发展日新月异的当今，中医药国际化热潮方兴未艾，其疗效和价值正为世界越来越多的人所认识，中医药的国际化、现代化面临前所未有的机遇和挑战。

　　循证医学植根于现代临床流行病学，并借助近代信息科学的春风"一夜绿江南"。循证医学理念的提出已经在欧美等发达国家引起医学实践模式及观念的巨大变革：它使人们认识到，一些理论上应当有效，但实际上无效或弊大于利的治疗措施可能被长期、广泛地应用于临床；而一些似乎无效的治疗方法经大样本多中心随机对照试验（RCT）或 RCT 的系统评价后被证实为真正有效或利大于弊。这对医疗实践、卫生政策、健康普及宣教以及医学科研教育等方面产生了越来越大的影响。中医药理论体系的确立是立足于临床实践经验积累的基础上，中医药的临床与基础研究是基于临床疗效的基础上，这与当今循证医学理念有异曲同工之妙。循证医学强调基于最严谨的科学证据，将个人临床经验与客观研究结论相结合，指导医疗决策，开展临证实践，其理念的引入，是中医药学发展的新契机！我们相信，循证医学广泛应用于中医药临床实践与科学研究，会大力推动中医药走向世界。

　　循证医学核心的"三驾马车"还包括临床医生的经验和技能，以及对患者价值观和意愿的尊重；同时其证据系统不仅重视双盲 RCT，还包括观察性研究以及专家经验等多种类型的证据。临床医生进行循证诊疗时需要根据其可获得的"当前、最佳"证据进行整体把握,这对中医药学开展的现代临床研究尤其显得珍贵。中医药界对中医是否需要、如何进行循证医学研究有过激烈的争论。我们以为:循证医学对中医药是"危"亦是"机",是中医药传承与发扬、现代化、国际化的必由之路;因为任何一门学科都需要与时俱进、不断扬弃才能自我更新、不断发展。古老的中医药学需要借助循证医学等现代研究方法学进行提高,助其去粗存精、去伪存真,我们也深信只有经过循证医学的洗礼,她才能获得凤凰涅槃式的重生与发展。

广东省中医院和澳大利亚皇家墨尔本理工大学合作,在中医药循证医学领域甘当排头兵,积极探索中医药整体证据的搜集、提炼、整理、评价方法,选择对人类健康影响重大且中医药治疗特色优势显著的29个疾病病种(首批),经过研究编撰形成《中医药临床循证丛书》,对于推动中医药循证进程将发挥重要作用。

本套丛书有三大特色,一是科学运用了整体证据的方法。中医药因为其自身的特色和发展阶段,其证据体系中现代高质量临床试验为数尚少,当前指导中医师实践的大多数信息是由古代名医专著、编撰教科书、撰写学术杂志报告的专家组意见,故此类证据的系统梳理与评价很关键,本书的"整体证据"包括了此类证据,及临床试验和实验研究的证据。这种"整体证据"的方法,综合各种类型和级别的证据,可望使临床医生能够综合所有来源的可获得证据,权衡不同疗法的潜在风险与获益,以达到"最佳可获得的证据",并将其提供给临床医生和医学教学人员,指引他们的诊疗行为,使全球患者获益。

丛书的另一显著特色是系统检索了古籍文献某病种的治疗措施,即古代治疗经验,并与现代的病种概念相印证,评价内容包括其使用历史、普及性及当前临床实践的相关性。这将为主要治疗措施的使用提供全面的文献材料,用于评价某种干预措施可能的长期安全性、治疗获益,并可为临床及实验研究提供方向。

丛书的第三个显著特色是同时提供中英文两种版本,故能使全世界的患者、中医执业者、临床医生、研究者和教学人员获益。

虽然目前中医药高质量的临床研究证据尚为数不多,仅靠阅读、参考本套丛书仍然难以体现循证实践的全部内容,但我们坚信,将所有证据系统总结、严格评价、定时更新的方法是循证中医药学迈出的坚实步伐。本书的策划者、总主编独具慧眼，希冀能借助循证医学之东风，助推中医药学完成系统整理、分清泌浊、传承更新之壮举。余深以为然，故乐为之序。

中国科学院资深院士
中国老年学学会名誉会长
中国中西医结合学会名誉会长

2016 年 6 月

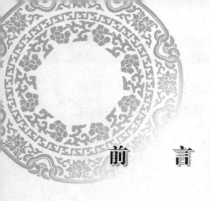

前　言

　　20 世纪后期,越来越多的国家开始接受和使用中医(包括针灸和中药)。同时,循证医学的发展和传播为中医的发展提供了机遇和挑战。

　　中医的发展机遇体现在循证医学的三个重要组成部分:现有的最佳证据,医生的临床经验和判断以及病人的愿望。以病人为本的思想反映了古今中医治病救人的本质。然而,中医的发展也存在不少挑战,尽管中医治病已有两千多年的悠久历史,但目前仍缺乏高质量的临床研究证据支持。

　　为了解决这一问题,我们需要从现有的临床证据中寻找高质量的临床证据,同时有效地利用这些证据评估中医治病的有效性和科学性,从而推动中医循证实践的发展。

　　随着中医循证实践的发展,我们需要一些专著,它们可以通过现有的最佳证据对中医治疗临床常见病进行系统和多维的评估,从而指导临床实践和教学。现代中医立足于古籍和古代名医专著以及国医大师的临床经验,同时在临床和实验研究中不断摸索、开拓与创新,从而验证和完善祖国医学的精粹宝库。

　　中医治病强调"整体观",我们通过对这些"整体证据"中的各类型证据进行综合分析和评估为医生的临床决策提供可靠依据。

　　本书的"整体证据"包括两个重要组成部分。第一部分是现代教科书和临床指南专家共识制定的疾病诊断、鉴别和治疗意见,从宏观的角度认识和了解该病的现状。第二部分是古代证据的检索、整理、评价和推荐。我们根据该疾病的相关中医病名或症状、体征在逾千本中医古籍中进行了检索,检索结果提供了古代该疾病的病因、病机和治疗等信息,并揭示了古代和现代对疾病认识和医疗实践之间的连续性和不连续性,可为未来的研究提供方向和依据。

　　本书的核心内容是对现代中医临床研究证据质量的评估。我们使用 Cochrane 协作网制定的方法对现有的中医研究进行系统评价，例如对随机对照试验（RCT）的研究结果进行 meta 分析。同时，通过对研究中出现的中药、方剂和针灸穴位及相关疗法进行统计分析，我们发现了中医疗法与现代临床之间的联系，例如哪些疗法在治疗某类疾病时与单用西药比较疗效较好。除随机对照试验外，我们还对非随机对照试验和无对照研究进行了统计分析，这在一定程度上扩大了中医研究证据集。同时，我们对使用频次最高中药的临床前实验研究进行了文献整理，以探讨其在疾病治疗中的作用机制。

　　这种"整体证据"的研究方式将古籍、临床研究、实验研究和临床实践巧妙地联系在一起，为读者提供了中药、针灸、太极拳等中医疗法的疗效和安全性证据。

　　本系列专著计划中英双语发行，这将为全世界的临床医生、研究人员和教育工作者提供现有的最佳证据以指导他们的临床决策。专著的出版也是中医发展的一个重要里程碑，将为全世界中医循证实践的发展做出巨大贡献。

丛书总主编：卢传坚教授

中国，广东省中医院

薛长利（Charlie Changli Xue）教授

澳大利亚，皇家墨尔本理工大学

2016 年 6 月

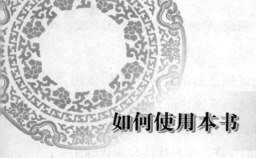

如何使用本书

目的

　　该书主要针对临床医生、研究人员和教育工作者。本书通过系统和多维度的整理、评价现有中医治疗各类常见疾病的最佳证据，以指导高等医学教育和临床实践。

相关概念的"定义"

　　本书最后呈现的术语表归纳总结了本书中多次出现的术语和概念，如统计检验、方法学、评价工具和干预措施等。例如，中西医结合是指中医与西医联合治疗，而联合疗法是指两种或者两种以上的不同中医疗法（如中药、针灸或其他中医疗法）联合使用。

数据分析和结果的解释

　　我们使用了大量的统计分析方法合并现有的临床研究证据。在一般情况下，二分类数据的效应量以风险比（RR）和95％置信区间（CI）形式报告；连续型数据则以均数差（MD）和95％CI形式报告。＊表示有统计学意义。读者应该注意到统计学意义与临床意义不能对等。结果的解释应考虑到临床意义、研究质量（高风险、低风险或偏倚风险不明确）和研究的异质性。异质性检验的统计量 I^2 大于50％被认为各研究间存在较大异质性。

证据的使用

　　本书使用国际认可的证据质量评价与推荐体系 GRADE 来总结使用了合理对照（安慰剂及指南认可治疗）以及关键和重要结局（根据 GRADE 标准，结局重要性评价在 4 分及以上）的临床研究证据的质量和推荐强度。由于中医临床实践的复杂性及各国家地区卫生法规、中医药接受程度的不同，本书仅给出了证据质量评价的汇总表，未包含推荐意见。请读者参照当地医疗环境合理解读和使用证据。

局限性

读者应该注意一些关于古代文献和临床证据的方法学局限性。

- 用于检索中华医典数据库的检索词可能尚不全面，这可能对结果有一定影响。
- 对古籍条文的理解可能不同。
- 古籍中的某些内容现代已不再使用。
- 古籍描述的一些症状可能在多种疾病中出现，虽然我们的临床专业人员对这些症状与研究疾病的相似性进行的分析，但可能存在主观判断偏差导致的偏倚。
- 绝大多数的中医药临床证据来自中国，其研究结果在其他国家和人群的适用性需要进一步评估。
- 多数研究纳入的受试者疾病严重程度、病程、疗程等疗效影响因素不同，我们尽可能地进行了亚组分析；当无法进行亚组分析时，读者应注意 meta 分析结果的适用性。
- 多数纳入研究均存在偏倚风险等方法学局限性，读者应对基于极低至中等质量证据 GRADE 评价得出的结论进行谨慎解释。
- 本书对九个中英文数据库和相关临床试验注册平台进行了全面检索，但仍然可能有少量文献未被检出，这可能对结果有一定影响。
- 方剂频次的分析仅基于方剂名，可能存在不同研究使用的方剂名称不同但其组成相同或相似。由于方剂的复杂性，方剂之间的相似性判断尚难以实现。因此第五章报道方剂使用频次可能被低估。
- 第五章对常用高频中药进行了描述，这为中药研究的进一步探索提供了线索。但该总结是基于发表文献所用方剂所含中药使用的频次，未考虑每个研究／方剂的疗效大小、实际临床使用频次和单味中药在方剂中发挥的作用。

目　录

第一章　阿尔茨海默病的西医学认识概述

　　导语：阿尔茨海默病（Alzheimer's disease，AD）是一种慢性、进行性加重的神经系统退行性疾病。多发于老年人，主要表现为进行性记忆力和认知功能减退以及日常生活能力的下降，并可能伴有各种神经精神症状和行为障碍。其主要病理学特征为不溶性β-淀粉样蛋白沉积形成的老年斑（senile plaques，SP）、异常磷酸化tau蛋白堆积形成的神经原纤维缠结（neurofibrillary tangles，NFTs）以及神经元缺失所致的脑萎缩。胆碱酯酶抑制剂和（或）美金刚联合治疗是西医一线治疗用药，但这些药物均只是在一定程度上改善AD的症状。本章将从AD的基本特征、病理过程、诊断、常规治疗等方面进行阐述。

一、疾病定义

　　阿尔茨海默病（AD）是一种发生于老年和老年前期，以进行性认知功能障碍和行为损害为特征的中枢神经系统退行性疾病。临床表现为记忆力、语言、视空间功能障碍，日常生活能力下降，还可能伴随人格改变与行为异常[1,2]。1906年，一位名叫Auguste Deter的女性患者因进行性记忆丧失、妄想和幻觉在德国法兰克福精神病院去世，病理学家Alois Alzheimer在征得患者家属同意后对其进行了尸体解剖，采用银染色法，发现该患者大脑存在严重的脑萎缩，同时发现了AD的主要病理改变：老年斑（SP）和神经原纤维缠结（NFTs），并将该组织病理学变化公之于世，本病遂被后世命名为阿尔茨海默病[3]。

　　AD常常被人们俗称为"痴呆"或"老年性痴呆"，然而AD早已在国际上被正式命名和定义，其英文命名的表述主要包括：

　　（1）Alzheimer's disease：来自美国国立神经病学、语言障碍、卒中研究所和阿尔茨海默病及相关疾病协会制定的 NINCDS-ADRDA 诊断标准[4]；

（2）Dementia in Alzheimer's disease：来自《疾病和有关健康问题的国际统计分类》（ICD 10）（编码：F00.0, F00.1, F00.2, F00.8）[5]；

（3）Dementia of the Alzheimer's Type：来自《精神疾病诊断与统计手册》第四版修订版（DSM-IV-TR）[6]；

（4）Neurocognitive disorder due to Alzheimer's disease：来自《精神疾病诊断与统计手册》第五版（DSM-5）[7]。

除非遇到特殊参考文献或引文，本书 AD 均采用"阿尔茨海默病"这一中文译名。

二、临床表现

AD 隐匿性起病，进行性加重，多发于老年人。轻度 AD 患者主要表现为记忆与学习能力受损，可伴有执行功能缺失。至中度至重度时，患者则会出现视空间技能障碍、失语、失认、失用等，而社会认知及程序性记忆功能（如跳舞、演奏乐器等）损害可能要到病程末期才会出现[7, 8]。疾病早期患者通常表现为抑郁和（或）情感淡漠症状，中后期则表现为易怒、焦虑、好斗和精神恍惚、活动异常等精神和行为异常[7]。随着疾病发展，高达90%的患者会出现上述精神行为症状（behavioural and psychological symptoms of dementia, BPSD）[9]。

AD 后期还可以表现为步态异常、失语、吞咽困难、二便失禁、肌阵挛和癫痫发作等临床症状。肺炎和吞咽功能丧失所导致的误吸是 AD 最常见死亡原因[2, 7]。

三、流行病学

据估计，至 2010 年全球有超过 3500 万痴呆患者，预计该数据每隔 20 年将翻一番[10, 11]。在中国的痴呆流行病学调查发现，至 1990 年痴呆患者达到 368 万（其中 193 万为 AD 患者），至 2010 年已达 919 万（其中 569 万为 AD 患者）[12]。

在美国，AD 是最常见的痴呆类型，约占痴呆总人数的 60%~80%（其中包括混合性痴呆）[2]。至 2010 年，美国 65 岁以上 AD 患者达到 470 万左右[13]。

AD 的患病率随着年龄增加而急剧上升。美国进行的一项按年龄分层的人口调查显示，AD 患者在每个年龄阶段所占比例分别为：65~74 岁占 7%，75~84 岁占 53%，85 岁及以上占 40%[7]。而 Takizawa（2015）对 39 项在欧洲、美国实施的 AD 流行病学研究进行了系统回顾，发现 AD 发病率的高低各国不尽相同（3%~7%），考虑这可能是由于不同研究在痴呆分类上存在差异，而非人口学差异所致。此外，女性的患病率明显高于男性，美国 AD 患者中有近 2/3 为女性患者[7, 14]。

四、疾病负担

在英美等发达国家，AD 造成了沉重的疾病负担，尤其是护理费用高昂（中度 AD 患者每周需要护理 44~69 小时）。在这些发达国家，AD 患者到了疾病晚期，这些花费就会由政府机构承担，但是财政预算因国家的不同而存在相当大差异[14]。有研究表明，我国 2009 年痴呆相关的费用支出约 410 亿美元，人均开支约 6153 美元[15]。事实上，我国大多数的痴呆患者并没有接受正规的治疗和照顾，因此痴呆对我国的潜在经济影响远高于目前的情况[16]。

五、危险因素

性别是 AD 的危险因素之一。65 岁及以上的男性的痴呆患病概率为 9.1%，65 岁及以上的女性患痴呆的概率则高达 17.2%。然而，AD 的就诊率低下和女性寿命更长可能是导致女性的 AD 发病率较男性更高的原因之一[2]。其他风险因素包括家族史、心血管疾病和其他相关疾病及高危因素（如：糖尿病、高血压、肥胖、吸烟、缺乏体育锻炼、低教育水平、缺乏参加社会活动、轻度认知损伤和抑郁等）[2, 17]。

约有 1% 的 AD 患者存在基因突变，尤其是淀粉样前体蛋白（APP）、早老素 1（PSEN1）、早老素 2（PSEN2）及载脂蛋白 E（ApoE）基因突变均可增加 AD 的患病风险。此外，既往有中度脑外伤病史者患 AD 的风险是普通人的 2 倍；有重度脑外伤病史者患 AD 的风险更高于普通人 4.5 倍 [2, 7, 17, 18]。据统计，在全球 AD 患者中，有 1/3 的患者存在着这些潜在的可改变的风险因素 [17]。

六、发病机制

目前，AD 的病理生理学假说主要包括乙酰胆碱神经递质和谷氨酸神经递质的异常、β- 淀粉样蛋白所致的老年斑异常沉积、过度磷酸化 tau 蛋白形成神经原纤维缠结以及炎症和氧化应激反应等，这些假说被视为 AD 多因素发病机制的始动因素 [7, 19, 20]。其中，老年斑的主要成分是 β- 淀粉样蛋白 42（Aβ-42），它由 β 和 γ 分泌酶裂解 APP 形成 [21]。一项对 456 名 AD 患者（69~103 岁）脑部尸检研究表明，所有死者大脑内均出现了海马和大脑皮质的萎缩，但是，与年长死者（95 岁及其以上）相比，年轻死者（75 岁及其以下）的死因与老年斑和神经原纤维缠结的关系更为密切，这是因为随着年龄增长，上述病理变化与 AD 发生已无必然联系。同样，年轻的 AD 患者中血管因素与痴呆的发病亦有更为紧密的联系 [22]。

上述脑部的病理变化导致了神经突触数量下降、信息传导功能减退和神经元的最终死亡。β- 淀粉样蛋白的沉积干扰了神经元之间突触传导，并导致了神经细胞衰亡。tau 蛋白形成的神经原纤维缠结阻断了营养物质与必需养分向神经元输送，也会导致神经细胞的衰亡 [7]。

七、诊断及评估

DSM-5 中对"可能的阿尔茨海默病"的诊断标准如下 [7]：

如果下列任何 1 项存在，则诊断为"可能的阿尔茨海默病"；否则，应诊断为"可疑的阿尔茨海默病"。

1. 基于家族史或基因检测的阿尔茨海默病基因突变的遗传证据；
或

2. 下列3项全部存在：

a. 有记忆、学习能力的下降，以及至少一项其他认知领域下降的明确证据（基于详细的病史资料或一系列神经心理学测评）；

b. 逐步进展的认知功能下降，且没有很长的平台期；

c. 没有证据表明存在混合性病因（即无其他神经系统退行性疾病或脑血管疾病；无其他神经性、精神性或系统性疾病，或其他可能导致认知功能下降的疾病）。

此外，如果患者只符合部分诊断标准，但又不能用其他疾病进行更好的解释时，仍可诊断为"可能的阿尔茨海默病"[7]。

DSM-5 指出，如果已知致病基因（*APP*、*PSEN1*、*PSEN2*）中的任何一种发生突变，那么早发型 AD 就可以用基因检测方法进行诊断。鉴于 ApoE4 只是 AD 发病的风险因素之一，所以不能将它作为诊断的生物标志物[7]。

尽管正电子发射计算机断层显像（PET）可以发现 Aβ-42 沉积影像，磁共振成像（MRI）扫描可以提供海马和颞叶皮层萎缩证据，脑脊液（CSF）总 tau 蛋白和磷酸化 tau 蛋白水平升高可提供神经元损伤证据，但是均不能完全依靠这些方式进行诊断[7]。

阿尔茨海默病的量表评估

临床上有多种量表可用来评估痴呆[23]。其中较常用评估痴呆认知损害严重程度、日常生活能力以及总体功能影响的量表如下：

- 简易精神状态检查量表（MMSE）
- 阿尔茨海默病评定量表—认知部分（ADAS-Cog）
- 改良的长谷川痴呆量表（HDS-R）
- 蒙特利尔认知评估量表（MoCA）
- 认知能力筛查测验量表（CCSE）
- 韦氏成人记忆量表（WMS）的记忆商（MQ）
- 日常生活能力量表（ADL）和巴氏量表（BI）
- 社会功能活动问卷（FAQ）
- Blessed 痴呆量表（BDS）
- 总体衰退量表（GDS）

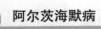

● 临床痴呆评定量表（CDR）

上述结局指标详细信息参考第四章。

八、鉴别诊断

AD 主要应当与以下疾病进行鉴别：

1. 轻度认知功能障碍（mild cognitive impairment，MCI）

轻度认知功能损害是介于认知功能正常老化与轻度痴呆之间的一种临床状态。部分轻度认知功能障碍的患者会一直保持这种状态，而有些轻度认知功能障碍（尤其遗忘型轻度认知功能障碍）患者则可能会进展为 AD[24-26]。

2. 血管性痴呆（vascular dementia，VaD）

血管性痴呆多与患者脑血管疾病病史相关，影像学检查可提示该认知功能减退与脑血管疾病事件的关系[7]。

3. 路易体痴呆（dementia with Lewy body，DLB）

路易体痴呆又称路易体病。该病可出现波动性认知功能障碍、视幻觉、帕金森综合征等临床表现。路易体痴呆是仅次于 AD 的第二常见的神经变性性痴呆[7]。

4. 额颞叶痴呆（frontotemporal dementia，FTD）

额颞叶痴呆又称为额颞叶变性、皮克病。该病诊断比较困难，早期出现人格改变和社交能力的下降等非认知性行为改变，影像学提示额叶及前颞叶萎缩明显，症状表现形式多样[7]：

（1）行为异常：不同程度的情感冷漠、丧失社会生活和自我照顾能力、或行为脱抑制，表现为不合时宜的反应或社会行为。

（2）语言异常：起病缓慢的原发性进行性失语症，目前已明确的三种失语症亚型包括语义性变异、非流畅/语法错乱性变异、非流利性失语。

5. 亨廷顿病（Huntington's disease，HD）

亨廷顿病是一种遗传性疾病，以不自主抖动的舞蹈症和迟缓性自发性运动徐缓症状为主要表现，临床上通过询问家族史和（或）基因检测阳性可确诊该病[7]。

6. 克雅氏病（Creutzfeldt-Jakob disease，CJD）

克雅氏病又称为亚急性海绵状脑病或传递性海绵状脑病，俗称疯牛病。它是由朊病毒蛋白感染所致的一种中枢神经系统变性疾病，以快速进展性痴呆，伴有共济失调、肌阵挛、舞蹈动作或肌张力异常等运动功能障碍为主要表现。朊病毒跨物种传播是主要病因，但也有极少患者是由遗传所致[7]。

AD 病理改变可能出现在其他类型痴呆的病理演变过程中[1, 27, 28]，AD 也常常合并一些慢性疾病，尤其是卒中和糖尿病[29]，因此应注意鉴别。

九、治疗和管理

（一）一般治疗

由于 AD 病情进展缓慢，病程较长，且目前没有药物或治疗手段可以根治，因此治疗措施只能缓解症状及提供支持治疗，并不能逆转疾病进程[2, 30]。英国国家卫生与临床优化研究所（National Institute for Health and Clinical Excellence，NICE）/ 社会卓越护理协会（Social Care Institute for Excellence，SCIE）制定的指南对痴呆患者护理推荐如下[1, 28]：

1. 通过实施护理计划，保持和提高患者自理能力；提供充足的护理人员和稳定的生活环境；根据个体对环境的适应性来保持患者自理能力，加强其身体锻炼并鼓励患者参加自己喜爱的活动。

2. 为患者提供非药物疗法的机会和支持以维持其认知功能，如结构化团体认知刺激项目。

3. 在适当情况下，为 AD 患者提供针对认知症状的药物干预，包括多奈哌齐（donepezil）、加兰他敏（calanthamine）、利斯的明（rivastigmine）或美金刚（memantine）。

（二）药物治疗

1. 乙酰胆碱酯酶抑制剂（ChEI）

目前，改善 AD 认知功能的一线药物有多奈哌齐、加兰他敏和利斯的明等[6, 31]，它们是治疗中度 AD 的推荐用药（MMSE 在 10~20 之间），且应在 AD 患者使用过程中对其用药情况进行定期复查[1]。上述药物经美国食品和药物管理局（FDA）批准，可用于 AD 常规治疗，其中，多奈哌齐最符合成本效益[32,33,34]。他克林（tacrine）为第一代 ChEI，已被上述药物广泛替代，很多国家不再推荐使用。一项针对他克林有效性与安全性的系统回顾显示，他克林治疗 AD 的疗效不甚明确，且存在副作用[35]。有临床试验证实另一种 ChEI 药物——石杉碱甲（huperzine A），能有效治 AD[36]。但一项对 ChEI 治疗 MCI 的随机对照试验的系统评价，得出了该类药物不能延缓 AD 或者痴呆的发生的结论[37]。

2. 谷氨酸受体拮抗剂

一项针对随机对照试验的 meta 分析显示：N- 甲基 -D- 天冬氨酸（NMDA）受体拮抗剂——美金刚治疗中重度 AD 具有良好的耐受性，且临床疗效明显优于安慰剂[38,39]。对于重度 AD（MMSE < 10）、不能耐受 ChEI 或有 ChEI 使用禁忌证的中度 AD 患者，美金刚可作为推荐用药[28]。对于中重度 AD 患者，美金刚联合使用 ChEI 的效果更明显[40]。FDA 最近也批准了联合使用多奈哌齐和美金刚治疗轻中度 AD[33]。

3. 其他药物

除上述药物治疗外，针对各种类型的痴呆，《中国痴呆诊疗指南》也介绍了一些其他治疗痴呆可能有益的药物[41]。这些药物同样受到了国际上科研人员的广泛关注。这些药物干预简介如下：

吡拉西坦（piracetam）和其他促智药，包括茴拉西坦（aniracetam）和奥拉西坦（oxiracetam），已经用于治疗一系列认知障碍和神经功能缺损相关疾病[42,43]。临床试验回顾发现，吡拉西坦能有效改善 AD 和其他类型痴呆患者的认知功能[44]，但 Cochrane 系统评价认为吡拉西坦治疗痴呆症或认知损害效果缺乏一致性证据支持[45]。

一项以安慰剂为对照措施的临床试验证实：用于治疗血管性疾病和认知功能损害的麦角衍生物——尼麦角林（nicergoline），可改善多发性梗死性痴呆的认知功能损害[46]，对轻中度 AD 亦有临床疗效[47,48]。另外 2 项临床试验评价也为尼麦角林有效治疗认知障碍和行为异常、轻中度痴呆、血管性疾病等提供了证据支持[49,50]。

甲磺酸双氢麦角毒碱（喜得镇）属于三种双氢麦角生物碱（甲磺酸二氢麦

角柯宁碱，甲磺酸二氢麦角嵴亭碱和 α-, β- 甲磺酸二氢麦角隐亭碱）的混合性甲烷磺酸盐。尽管 Cochrane 系统评价发现该药对治疗痴呆有益[51]，但由于所纳入临床试验的时间早于痴呆诊断标准的制定时间，因此其疗效尚不确定。最近研究发现，甲磺酸双氢麦角碱的某些成分具有 γ- 分泌酶抑制作用，这表明这些成分可减少 β- 淀粉样蛋白的分泌[52]。

尼莫地平（nimodipine）是一种异丙基钙离子通道阻滞剂，在欧洲多国及中国被用作治疗认知损害的处方用药，它可能对痴呆患者有益，但证据尚不充分[53]。

胞磷胆碱（citicoline）是一种常用于脑卒中、慢性脑血管疾病和 AD 患者的神经保护剂[54]。其相关研究也受到了极大关注。在不同的急性缺血性脑卒中临床试验中，该药产生了不同疗效[55, 56]。它能减缓神经退行性疾病的进展[55]。静脉给药与口服给药均是胞磷胆碱安全有效的用药途径[57]。

大量临床试验证实，银杏叶标准化提取物（EGb 761）可治疗认知功能损害，尽管它在英国和美国尚未获得使用许可，但德国和法国已开始使用[58]。然而，在对 EGb 761 临床试验进行的系统评价中，许多研究结论仍相互矛盾[59-62]。最新的世界生物精神病学会联合会（WFSBP）临床指南已将银杏叶提取物作为一个基于证据支持的干预措施推荐用于 AD 的治疗[63, 64]。

阿米三嗪 / 萝巴新（都可喜）是阿米三嗪（almitrine）和萝巴新（raubasine）按照一定比例混合的制剂。有研究报道它有利于年龄相关性脑部疾病和卒中后功能康复[65, 66]。但是，由于后续的研究没有足够的证据证明都可喜治疗痴呆有效[67]，因此，目前包括中国在内的一些国家已停止使用都可喜。

吡硫醇（pyritinol）是一种能改善正常人记忆与学习功能的促智药[68]，正电子发射断层扫描（PET）证实该药可增加痴呆患者大脑能量代谢[69]。一项以安慰剂为对照的临床试验研究报道称吡硫醇可改善 AD 患者的临床症状[70]。

有人提出用氯碘羟喹等金属蛋白衰减化合物能清除 β- 淀粉样蛋白，但尚未得到相关临床试验证实[71]。

另外，有研究正在研制能减少淀粉样蛋白沉积的 AD 疫苗[19, 72]，其中抗体 aducanumab 已在一个人体试验中显示了有一定的前景[73]。

许多维生素和抗氧化剂被用作研究延缓 AD 进展的干预措施。一项以安慰剂为对照措施的试验研究报道了维生素 E（α- 生育酚）能减缓轻中度 AD 患者的认知功能下降，减轻护理人员的负担[74]。然而系统评价并没有进一步证实这一结论[75, 76]。此外，也有系统评价报道，维生素 E 可增加乙酰胆碱酯酶抑制剂和抗氧化剂联合用药的治疗作用[77]。

尽管一些小型临床试验报告了叶酸（folic acid）与维生素 B_{12} 的治疗作用，而 Cochrane 系统评价提示没有一致性的证据证明两者的有效性[78]，也没有证据证明补充维生素 B 可延缓 AD 病程进展[79]。

一些抗氧化剂包括芦丁、曲克芦丁、白藜芦醇、表没食子儿茶素没食子酸酯、叶黄素、芹菜素和褪黑激素等都在实验模型中显示了疗效[30, 80-83]。姜黄素在实验模型中显示有效，而且在以健康老年人为受试者的临床试验中显示了其能改善认知功能的作用[30, 82-84]。在抗氧化剂研究的系统评价显示：目前还没有一致性的证据证明膳食中抗氧化剂的摄入量与改善认知功能或降低痴呆风险之间存在相关性[85]，但这并不排除能从维生素 E、黄酮类化合物、β 胡萝卜素含量高的饮食中获益的可能性[86]。

目前尚无 AD 的特效治疗方法，抗痴呆药物的应用和对症支持治疗仍是现今 AD 治疗的主要方式，AD 推荐药物 / 治疗方案的总结见表 1-1。

表 1-1　阿尔茨海默病推荐药物 / 治疗方案

AD 严重程度分级	治疗方案
轻度至中度 AD （MMSE 大于等于 10 分）[1]	胆碱酯酶抑制剂：多奈哌齐、加兰他敏或利斯的明[2] 或 不能耐受胆碱酯酶抑制剂者选用美金刚[2] 联合 如果条件允许的话，应联合家庭护理，以支持患者生活自理
重度 AD （MMSE 小于 10 分）[1]	美金刚[2] 联合护理支持疗法

注：①10 分的界点只是一种划分原则，还需综合各种因素进行专业评估；②当患者的认知、全身症状、功能或行为症状出现有意义的改善时，治疗才应继续进行[1, 28]。

（三）非药物疗法

有证据表明，冥想、祈祷、瑜伽、运动、音乐、认知训练等非药物治疗可改善人们的记忆、认知功能，但针对改善 AD 患者的认知功能证据则很少[87]。对接受家庭护理的痴呆患者进行研究后发现，包括体育锻炼在内的干预措施可改善患者临床症状和活动能力[88]。以人为中心的活动、交流课程、团体音乐疗法等可改善焦虑不安症状[89]。也有证据显示，心理治疗对伴有抑郁和焦虑的痴呆患者有益[90]。

十、预后

AD 是一种以认知功能和生活自理能力进行性减退为特征的疾病，它可能会有短暂稳定期，但随着病程进展，功能持续减退，病情逐步加重。AD 患者的 MMSE 评分每年减少 3~4 分，随着痴呆加重，患者逐渐失去生活自理能力，行为障碍也日趋严重[1]。一项研究对可能为 AD 的患者进行了为期 4 年的观察发现，他们 MMSE 评估平均每年减少 2.4 分，ADAS-Cog 评分每年增加 4.5 分。两年后，约 25% 的患者认知能力稳定，11% 的患者病情急剧恶化。四年后，仅 11.4% 的患者病情相对稳定。总体而言，晚期 AD 患者认知能力下降更快[91, 92]。

一项美国进行的纵向研究发现，AD 的中位生存时间随患者年龄变化而变化，65 岁被诊断为 AD 的患者中位生存时间约 8.3 年左右，到 90 岁被诊断为 AD 的患者中位生存时间约 3.4 年左右，且性别之间无差异[93]。另一项研究表明，女性、8 年以上教育经历、无步态异常、MMSE 评分每年下降小于 3 分、已婚 / 同居、居家、ApoE2/2 基因型、地中海饮食、规律的体育锻炼与良好的身体状态进行都是生存时间延长的保护性因素[94]。

目前批准使用的一线用药，如 ChEI 和美金刚虽然可以改善认知功能，但治疗作用却因人而异，且并不能减少和阻止 AD 导致的神经元损伤，不能逆转病程进展，无法阻止死亡发生；非药物疗法虽然可能在一定程度上维持 AD 患者认知状态和日常生活能力、减轻行为症状、提高生活质量，但同样不能逆转病情进展[2, 33]。

十一、预防

由于阿尔茨海默病是一个慢性的、逐渐进展的疾病，且目前暂无根治或逆转该疾病的治疗方法，因此，预防比治疗更加重要。AD 预防的关键在于识别及干预引起 AD 的高危因素，对于疾病本身应该早发现、早治疗以及防止病情的进一步恶化及并发症的出现。以下为有关 AD 预防的临床研究总结：

有研究发现：一定年限的正规教育、参与刺激认知功能的活动和日常锻炼均可降低患痴呆风险[95]；吸烟可增加痴呆发病风险[96] 而少量或适量饮酒却能预防认知功能减退[97]。此外，有证据表明适量摄入咖啡因对认知功能有保护作用[97]。高胆固醇等血管危险因素可增加痴呆发病风险，但他汀类药物似乎并不能预防认知功能下降与痴呆[98]。尽管老年痴呆患者的降压治疗似乎并不能改善认知功能和其他结局指标[99]，但有证据表明，降压药能减少认知功能减退及痴呆发生[100]。流行病学研究显示，非甾体抗炎药（阿司匹林和非阿司匹林）可降低 AD 发病风险，但目前还没有 RCT 数据支持这一结论[101]。

ω-3 长链多不饱和脂肪酸（PUFA）的补充在临床试验中并未发现有预防痴呆或提高认知功能的作用[102]；维生素 E 和 B 族维生素也未观察到提高认知功能的作用[103]。但有人质疑这些试验纳入的是健康人群，这一结论不能推及 AD 患者，因为 AD 患者可能在营养物质、维生素和微量元素的摄入量较健康人群均偏低[104]。有 meta 分析研究表明，摄入 ω-3 脂肪酸可预防认知功能减退，而高同型半胱氨酸（与维生素 B_{12} 呈负相关）能增加痴呆患病风险[97]。

饮食和生活方式对痴呆发病有重要影响。增加蔬菜摄入量可降低老年人出现痴呆和认知功能减退的风险，对水果摄入量的研究证据尚不明确[105]。饮食方面的研究表明，比起动物脂肪和红肉，多摄入鱼肉、植物油、绿色蔬菜可降低痴呆发病率[106]。在对有地中海饮食习惯（橄榄油和植物类食物摄入量较高）的人群进行研究时发现，对该饮食习惯依从性越高，其脑萎缩的风险越小[107]。对 35 种膳食营养成分与 AD 发病风险的关系进行研究后发现，最具保护性的膳食营养结构是多摄入新鲜水果蔬菜、全谷物、鱼肉、低脂乳制品，而少吃甜食、薯条、高脂乳制品、加工过的肉制品与黄油制品等[108]。鱼肉摄入量越高,患痴呆的风险越低[109]。而低维生素 E 含量的饮食可导致骨质疏松症和认知功能损害等一系列年龄相关性疾病[110]。最近系统评价对健康饮食和生活习惯的证据推荐为:减少饱和脂肪和反式脂肪(反式不饱和脂肪酸)的摄入,以蔬菜、豆类、水果、全谷物为基本主食,确保维生素 E 和维生素 B_{12} 摄入量和常规的有氧运动[111]。

我国已经进入老龄化社会,AD 的发病率也日益增多,这将极大地增加社会和家庭的负担。我们应以"治未病"的态度,提倡保持积极的心态和健康的生活方式,中西医并重,更好地预防和治疗 AD 患者[112]。

这章内容概要见表 1-2。

表 1-2　阿尔茨海默病西医学认识小结

定义	• 慢性、进行性加重的神经系统退行性疾病 • 主要表现为记忆力和认知功能减退以及日常生活能力的下降,并可能伴有各种神经精神行为症状(BPSD)
诊断	• 进行性加重的认知下降病史,并且不能被其他疾病所解释 • 体格检查 • 神经心理学检查 • 实验室检查 • 头颅影像学检查(MRI、CT 或 PET)
管理	• 干预痴呆的危险因素,延缓病程 • 改善认知功能,提高日常生活能力,减轻 BPSD • 加强护理,减少并发症
药物治疗	• 胆碱酯酶抑制剂 • 美金刚

参 考 文 献

1. National Collaborating Centre for Mental Health. Dementia: a NICE-SCIE guideline on supporting people with dementia and their carers in health and social care. Leicester(UK): The British Psychological Society, 2007.

2. Alzheimer's Association. 2015 Alzheimer's disease facts and figures. Alzheimer's & Dementia. 2015, 11(3): 332-384.

3. Goedert M, Spillantini MG. A century of Alzheimer's disease. Science, 2006, 314(5800): 777-781.

4. McKhann G, Drachman D, Folstein M, et al. Clinical diagnosis of Alzheimer's disease: report of the NINCDS-ADRDA Work Group under the auspices of Department of Health and Human Services Task Force on Alzheimer's Disease. Neurology, 1984, 34(7): 939-944.

5. World Health Organisation. The ICD-10 Classification of Mental and Behavioural Disorders. Geneva: World Health Organisation, 1993.

6. American Psychiatric Association. Diagnostic and statistical manual of mental disorders, fourth edition, text revision(DSM-Ⅳ-TR). Washington, DC: American Psychiatric Association, 2000.

7. American Psychiatric Association. Diagnostic and statistical manual of mental disorders. fifth edition(DSM-5). Arlington: American Psychiatric Association, 2013.

8. Martin C, Preedy V. Diet and Nutrition in Dementia and Cognitive Decline. Amsterdam: Elsevier, 2015.

9. Cerejeira J, Lagarto L, Mukaetova-Ladinska EB. Behavioral and psychological symptoms of dementia. Frontiers in neurology, 2012, 3: 73.

10. Ferri CP, Prince M, Brayne C, et al. Global prevalence of dementia: a Delphi consensus study. Lancet, 2005, 366(9503): 2112-2117.

11. Prince M, Bryce R, Albanese E, et al. The global prevalence of dementia: A systematic review and meta analysis. Alzheimer's Dement, 2013, 9(1): 63-75.

12. Chan KY, Wang W, Wu JJ, et al. Epidemiology of Alzheimer's disease and other forms of dementia in China, 1990-2010: a systematic review and analysis. Lancet, 2013, 381(9882): 2016-2023.

13. Hebert LE, Weuve J, Scherr PA, et al. Alzheimer disease in the United States(2010-2050) estimated using the 2010 census. Neurology, 2013, 80(19): 1778-1783.

14. Takizawa C, Thompson PL, van Walsem A, et al. Epidemiological and Economic Burden of Alzheimer's Disease: A Systematic Literature Review of Data across Europe and the United States of America. J Alzheimers Dis, 2015, 43(4): 1271-1284.

15. Wimo A, Winblad B, Jönsson L. The worldwide societal costs of dementia: Estimates for 2009. Alzheimer's & Dementia, 2010, 6(2): 98-103.

16. 田金洲. 中国痴呆诊疗指南. 北京: 人民卫生出版社, 2012.

17. Norton S, Matthews FE, Barnes DE, et al. Potential for primary prevention of Alzheimer's disease: an analysis of population-based data. Lancet Neurology, 2014, 13(8): 788-794.

18. Reitz C, Mayeux R. Alzheimer disease: epidemiology, diagnostic criteria, risk factors and biomarkers. Biochemical pharmacology, 2014, 88(4): 640-651.

19. Kumar A, Singh A, Ekavali. A review on Alzheimer's disease pathophysiology and its management: an update. Pharmacol Rep, 2015, 67(2): 195-203.

20. Tenreiro S, Eckermann K, Outeiro TF. Protein phosphorylation in neurodegeneration: friend or foe? Frontiers in molecular neuroscience, 2014, 7: 42.

21. Corbett A, Ballard C. New and emerging treatments for Alzheimer's disease. Expert opinion on emerging drugs, 2012, 17(2): 147-156.

22. Savva GM, Wharton SB, Ince PG, et al. Age, neuropathology, and dementia. The New England journal of medicine, 2009, 360(22): 2302-2309.

23. Burns A, Lawlor B, Craig S. Assessment Scales in Old Age Psychiatry, Second Edition. London: Martin Dunitz, 2004.

24. Gauthier S, Reisberg B, Zaudig M, et al. International Psychogeriatric Association Expert Conference on mild cognitive impairment. Lancet, 2006, 367(9518): 1262-1270.

25. Petersen RC, Smith GE, Waring SC, et al. Mild cognitive impairment: clinical characterization and outcome. Archives of neurology, 1999, 56(3): 303-308.

26. Petersen RC, Negash S. Mild cognitive impairment: an overview. CNS Spectr, 2008, 13(1): 45-53.

27. Korczyn AD. The underdiagnosis of the vascular contribution to dementia. Journal of the neurological sciences, 2005, 229: 3-6.

28. National Institute for Health and Clinical Excellence(NICE). NICE technology appraisal guidance 217 - donepezil, galantamine, rivastigmine and memantine for the treatment of Alzheimer's disease(update). London: National Institute for Health and Clinical Excellence, 2011.

29. Bunn F, Burn AM, Goodman C, et al. Comorbidity and dementia: a scoping review of the literature. BMC medicine, 2014, 12: 192.

30. Anand R, Gill KD, Mahdi AA. Therapeutics of Alzheimer's disease: Past, present and future. Neuropharmacology, 2014, 76: 27-50.

31. Hyde C, Peters J, Bond M, et al. Evolution of the evidence on the effectiveness and cost-effectiveness of acetylcholinesterase inhibitors and memantine for Alzheimer's disease: systematic review and economic model. Age and ageing, 2013, 42(1): 14-20.

32. Bond M, Rogers G, Peters J, et al. The effectiveness and cost-effectiveness of donepezil, galantamine, rivastigmine and memantine for the treatment of Alzheimer's disease(review of

Technology Appraisal No. 111): a systematic review and economic model. Health Technol Asses, 2012, 16(21): 1-470.

33. Alzheimer's Association. FDA-approved treatments for Alzheimer's. 2007[2016-6]. http://www.alz.org.

34. Qaseem A, Snow V, Cross JT, et al. American College of Physicians/American Academy of Family Physicians Panel on D. Current pharmacologic treatment of dementia: a clinical practice guideline from the American College of Physicians and the American Academy of Family Physicians. Annals of Internal Medicine, 2008, 148(5): 370-378.

35. Qizilbash N, Birks J, López Arrieta J, et al. Tacrine for Alzheimer's disease. Cochrane Db Syst Rev, 1999, (1): CD000202.

36. Yang GY, Wang YY, Tian JZ, et al. Huperzine A for Alzheimer's disease: a systematic review and meta-analysis of randomized clinical trials. Plos One, 2013, 8(9): e74916.

37. Raschetti R, Albanese E, Vanacore N, et al. Cholinesterase inhibitors in mild cognitive impairment: a systematic review of randomised trials. PLoS Medicine, 2007, 4(11): e338.

38. Winblad B, Jones RW, Wirth Y, et al. Memantine in moderate to severe Alzheimer's disease: a meta-analysis of randomised clinical trials. Dement Geriatr Cogn Disord, 2007, 24 (1): 20-27.

39. Yang Z, Zhou X, Zhang Q. Effectiveness and safety of memantine treatment for Alzheimer's disease. J Alzheimers Dis, 2013, 36(3): 445-458.

40. Matsunaga S, Kishi T, Iwata N. Combination therapy with cholinesterase inhibitors and memantine for Alzheimer's disease: a systematic review and meta-analysis. Int J Neuropsychopharmacol, 2015, 18(5): pyu115.

41. 田金洲. 中国痴呆诊疗指南. 北京: 人民卫生出版社, 2012.

42. Winblad B. Piracetam: a review of pharmacological properties and clinical uses. CNS Drug Reviews, 2005, 11(2): 169-182.

43. Malykh AG, Sadaie MR. Piracetam and piracetam-like drugs: from basic science to novel clinical applications to CNS disorders. Drugs, 2010, 70(3): 287-312.

44. Waegemans T, Wilsher CR, Danniau A, et al. Clinical efficacy of piracetam in cognitive impairment: a meta-analysis. Dement Geriatr Cogn Disord, 2002, 13(4): 217-224.

45. Flicker L, Grimley Evans G. Piracetam for dementia or cognitive impairment. Cochrane Database of Systematic Reviews, 2004, (2): CD001011.

46. Herrmann WM, Stephan K, Gaede K, et al. A multicenter randomized double-blind study on

the efficacy and safety of nicergoline in patients with multi-infarct dementia. Dement Geriatr Cogn, 1997, 8(1): 9-17.

47. Saletu B, Paulus E, Linzmayer L, et al. Nicergoline in senile dementia of Alzheimer type and multi-infarct dementia: a double-blind, placebo-controlled, clinical and EEG/ERP mapping study. Psychopharmacology, 1995, 117(4): 385-395.

48. Saletu B, Garg A, Shoeb A. Safety of nicergoline as an agent for management of cognitive function disorders. Biomed Res Int, 2014, (2014): ID 610103.

49. Fioravanti M, Flicker L. Efficacy of nicergoline in dementia and other age associated forms of cognitive impairment. Cochrane Database of Systematic Reviews, 2001, (4): CD003159.

50. Winblad B, Fioravanti M, Dolezal T, et al. Therapeutic use of Nicergoline. Clin Drug Invest, 2008, 28(9): 533-552.

51. Olin J, Schneider L, Novit A, et al. Hydergine for dementia. Cochrane Database of Systematic Reviews, 2001, (2): CD000359.

52. Lei X, Yu J, Niu Q, et al. The FDA-approved natural product dihydroergocristine reduces the production of the Alzheimer's disease amyloid-beta peptides. Scientific Reports, 2015, 5: 16541.

53. Lopez-Arrieta JM, Birks J. Nimodipine for primary degenerative, mixed and vascular dementia. Cochrane Database of Systematic Reviews, 2002, (3): CD000147.

54. Alvarez-Sabin J, Roman GC. Citicoline in vascular cognitive impairment and vascular dementia after stroke. Stroke, 2011; 42(1 Suppl): S40-43.

55. Grieb P. Neuroprotective properties of citicoline: facts, doubts and unresolved issues. CNS Drugs, 2014, 28(3): 185-193.

56. Overgaard K. The effects of citicoline on acute ischemic stroke: a review. Journal of Stroke and Cerebrovascular Diseases, 2014, 23(7): 1764-1769.

57. Gareri P, Castagna A, Cotroneo AM, et al. The role of citicoline in cognitive impairment: pharmacological characteristics, possible advantages, and doubts for an old drug with new perspectives. Clinical Interventions in Aging, 2015, 10: 1421-1429.

58. Evans JG, Wilcock G, Birks J. Evidence-based pharmacotherapy of Alzheimer's disease. The International Journal of Neuropsychopharmacology, 2004, 7(3): 351-369.

59. Birks J, Grimley-Evans J. Ginkgo biloba for cognitive impairment and dementia. Cochrane Db Syst Rev, 2009, (1): CD003120.

60. Gauthier S, Schlaefke S. Efficacy and tolerability of Ginkgo biloba extract EGb 761(R)in dementia: a systematic review and meta-analysis of randomized placebo-controlled trials.

Clinical Interventions in Aging, 2014, 9: 2065-2077.

61. Jiang L, Su L, Cui H, et al. Ginkgo biloba extract for dementia: a systematic review. Shanghai Archives of Psychiatry, 2013, 25(1): 10-21.

62. Tan MS, Yu JT, Tan CC, et al. Efficacy and adverse effects of ginkgo biloba for cognitive impairment and dementia: a systematic review and meta-analysis. J Alzheimers Dis, 2015, 43(2): 589-603.

63. Ihl R, Bachinskaya N, Korczyn AD, et al. Efficacy and safety of a once-daily formulation of Ginkgo biloba extract EGb 761 in dementia with neuropsychiatric features: a randomized controlled trial. Int J Geriatr Psych, 2011, 26(11): 1186-1194.

64. Ihl R, Bunevicius R, Frolich L, et al. World Federation of Societies of Biological Psychiatry guidelines for the pharmacological treatment of dementias in primary care. Int J Psychiatry Clin Pract, 2015, 19(1): 2-7.

65. Allain H, Bentue-Ferrer D. Clinical efficacy of almitrine-raubasine. an overview. European Neurology, 1998, 39(Suppl. 1): 39-44.

66. Li SW, Long J, Ma ZZ, et al. Assessment of the therapeutic activity of a combination of almitrine and raubasine on functional rehabilitation following ischaemic stroke. Current Medical Research and Opinion, 2004, 20(3): 409-415.

67. Yang W, Liu M, Teng J, et al. Almitrine-Raubasine combination for dementia. Cochrane Database of Systematic Rreviews, 2011, (3): CD008068.

68. Hindmarch I, Coleston DM, Kerr JS. Psychopharmacological effects of pyritinol in normal volunteers. Neuropsychobiology, 1990, 24(3): 159-164.

69. Heiss WD, Kessler J, Mielke R, et al. Long-term effects of phosphatidylserine, pyritinol, and cognitive training in Alzheimer's disease. A neuropsychological, EEG, and PET investigation. Dementia, 1994, 5(2): 88-98.

70. Fischhof PK, Saletu B, Ruther E, et al. Therapeutic efficacy of pyritinol in patients with senile dementia of the Alzheimer type(SDAT)and multi-infarct dementia(MID). Neuropsychobiology, 1992, 26(1-2): 65-70.

71. Sampson EL, Jenagaratnam L, McShane R. Metal protein attenuating compounds for the treatment of Alzheimer's dementia. Cochrane Database of Systematic Reviews, 2014, (2): CD005380.

72. Lambracht-Washington D, Rosenberg RN. Advances in the development of vaccines for Alzheimer's disease. Discovery Medicine, 2013, 15(84): 319-326.

73. Sevigny J, Chiao P, Bussiere T, et al. The antibody aducanumab reduces Abeta plaques in

Alzheimer's disease. Nature, 2016, 537(7618): 50-56.

74. Dysken MW, Sano M, Asthana S, et al. Effect of vitamin E and memantine on functional decline in Alzheimer disease: the TEAM-AD VA cooperative randomized trial. JAMA, 2014, 311(1): 33-44.

75. Farina N, Isaac MGEN, Clark AR, et al. Vitamin E for Alzheimer's dementia and mild cognitive impairment. Cochrane Database of Systematic Reviews, 2012, (11): CD002854.

76. La Fata G, Weber P, Mohajeri MH. Effects of vitamin E on cognitive performance during ageing and in Alzheimer's disease. Nutrients, 2014, 6(12): 5453-5472.

77. Rijpma A, Meulenbroek O, Rikkert MGMO. Cholinesterase inhibitors and add-on nutritional supplements in Alzheimer's disease A systematic review of randomized controlled trials. Ageing Res Rev, 2014, 16: 105-112.

78. Malouf R, Grimley Evans J. Folic acid with or without vitamin B12 for the prevention and treatment of healthy elderly and demented people. Cochrane Database of Systematic Reviews, 2008, (4): CD004514.

79. Li MM, Yu JT, Wang HF, et al. Efficacy of vitamins B supplementation on mild cognitive impairment and Alzheimer's disease: a systematic review and meta-analysis. Current Alzheimer research, 2014, 11(9): 844-852.

80. Apetz N, Munch G, Govindaraghavan S, et al. Natural compounds and plant extracts as therapeutics against chronic inflammation in Alzheimer's Disease—a translational perspective. CNS Neurol Disord Drug Targets, 2014, 13(7): 1175-1191.

81. Babri S, Mohaddes G, Feizi I, et al. Effect of troxerutin on synaptic plasticity of hippocampal dentate gyrus neurons in a beta-amyloid model of Alzheimers disease: an electrophysiological study. European Journal of Pharmacology, 2014, 732: 19-25.

82. Hugel H. Brain Food for Alzheimer-Free Ageing: Focus on Herbal Medicines. In: Vassallo N, editor. Natural Compounds as Therapeutic Agents for Amyloidogenic Diseases. Switzerland: Springer International Publishing, 2015.

83. Venigalla M, Sonego S, Gyengesi E, et al. Novel promising therapeutics against chronic neuroinflammation and neurodegeneration in Alzheimer's disease. Neurochemistry International, 2016, 95: 63-74.

84. Cox KH, Pipingas A, Scholey AB. Investigation of the effects of solid lipid curcumin on cognition and mood in a healthy older population. Journal of Psychopharmacology, 2015, 29 (5): 642-651.

85. Crichton GE, Bryan J, Murphy KJ. Dietary antioxidants, cognitive function and dementia—a

systematic review. Plant Foods Hum Nutr, 2013, 68(3): 279-292.

86. Rafnsson SB, Dilis V, Trichopoulou A. Antioxidant nutrients and age-related cognitive decline: a systematic review of population-based cohort studies. Eur J Nutr, 2013, 52(6): 1553-1567.

87. Sachdeva A, Kumar K, Anand KS. Non pharmacological cognitive enhancers—current perspectives. Journal of Clinical and Diagnostic Rresearch, 2015, 9(7): VE01-VE06.

88. Brett L, Traynor V, Stapley P. Effects of physical exercise on health and well-being of individuals living with a dementia in nursing homes: a systematic review. Journal of the American Medical Directors Association, 2016, 17(2): 104-116.

89. Livingston G, Kelly L, Lewis-Holmes E, et al. Non-pharmacological interventions for agitation in dementia: systematic review of randomised controlled trials. The British Journal of Psychiatry, 2014, 205(6): 436-442.

90. Orgeta V, Qazi A, Spector AE, et al. Psychological treatments for depression and anxiety in dementia and mild cognitive impairment. Cochrane Database of Systematic Reviews, 2014, 1: CD009125.

91. Cortes F, Nourhashemi F, Guerin O, et al. Prognosis of Alzheimer's disease today: A two-year prospective study in 686 patients from the REAL-FR Study. Alzheimers Dement, 2008, 4(1): 22-29.

92. Gillette-Guyonnet S, Andrieu S, Nourhashemi F, et al. Long-term progression of Alzheimer's disease in patients under antidementia drugs. Alzheimers Dement, 2011, 7(6): 579-592.

93. Brookmeyer R, Corrada MM, Curriero FC, et al. Survival following a diagnosis of Alzheimer disease. Archives of Neurology, 2002, 59(11): 1764-1767.

94. Zanetti O, Solerte SB, Cantoni F. Life expectancy in Alzheimer's disease(Ad). Arch Gerontol Geriat, 2009, 49: 237-243.

95. Kelly AM. Non-pharmacological approaches to cognitive enhancement. Handbook of Experimental Pharmacology, 2015, 228: 417-439.

96. Zhong G, Wang Y, Zhang Y, et al. Smoking is associated with an increased risk of dementia: a meta-analysis of prospective cohort studies with investigation of potential effect modifiers. Plos One, 2015, 10(4): e0126169.

97. Beydoun MA, Beydoun HA, Gamaldo AA, et al. Epidemiologic studies of modifiable factors associated with cognition and dementia: systematic review and meta-analysis. BMC Public Health, 2014, 14: 643.

98. McGuinness B, Craig D, Bullock R, et al. Statins for the prevention of dementia. Cochrane

Database of Systematic Reviews, 2016, (1): CD003160.

99. Beishon LC, Harrison JK, Harwood RH, et al. The evidence for treating hypertension in older people with dementia: a systematic review. Journal of Human Hypertension, 2014, 28(5): 283-287.

100. Rouch L, Cestac P, Hanon O, et al. Antihypertensive drugs, prevention of cognitive decline and dementia: a systematic review of observational studies, randomized controlled trials and meta-analyses, with discussion of potential mechanisms. CNS Drugs, 2015, 29(2): 113-130.

101. Wang J, Tan L, Wang HF, et al. Anti-inflammatory drugs and risk of Alzheimer's disease: an updated systematic review and meta-analysis. J Alzheimers Dis, 2015, 44(2): 385-396.

102. Sydenham E, Dangour AD, Lim WS. Omega 3 fatty acid for the prevention of cognitive decline and dementia. Cochrane Database of Systematic Reviews, 2012, (6): CD005379.

103. Forbes SC, Holroyd-Leduc JM, Poulin MJ, et al. Effect of nutrients, dietary supplements and vitamins on cognition: a systematic review and meta-analysis of randomized controlled trials. Canadian Geriatrics Journal, 2015, 18(4): 231-245.

104. Mohajeri MH, Troesch B, Weber P. Inadequate supply of vitamins and DHA in the elderly: implications for brain aging and Alzheimer-type dementia. Nutrition, 2015, 31(2): 261-275.

105. Loef M, Walach H. Fruit, vegetables and prevention of cognitive decline or dementia: a systematic review of cohort studies. The Journal of Nutrition, Health & Aging, 2012, 16(7): 626-630.

106. Solfrizzi V, Panza F, Frisardi V, et al. Diet and Alzheimer's disease risk factors or prevention: the current evidence. Expert Review of Neurotherapeutics, 2011, 11(5): 677-708.

107. Mosconi L, Murray J, Tsui WH, et al. Mediterranean diet and magnetic resonance imaging-assessed brain atrophy in cognitively normal individuals at risk for Alzheimer's disease. The Journal of Prevention of Alzheimer's Disease, 2014, 1(1): 23-32.

108. Berti V, Murray J, Davies M, et al. Nutrient patterns and brain biomarkers of Alzheimer's disease in cognitively normal individuals. The Journal of Nutrition, Health & Aging, 2015, 19(4): 413-423.

109. Wu S, Ding Y, Wu F, et al. Omega-3 fatty acids intake and risks of dementia and Alzheimer's disease: a meta-analysis. Neuroscience and Biobehavioral Reviews, 2015, 48: 1-9.

110. Rondanelli M, Faliva MA, Peroni G, et al. Focus on pivotal role of dietary intake(Diet and

Supplement)and blood levels of tocopherols and tocotrienols in obtaining successful aging. International Journal of Molecular Sciences, 2015, 16(10): 23227-23249.

111. Barnard ND, Bush AI, Ceccarelli A, et al. Dietary and lifestyle guidelines for the prevention of Alzheimer's disease. Neurobiol Aging, 2014, 35: S74-S78.

112. 赵斌, 蔡志友. 阿尔茨海默病. 北京: 科学出版社, 2015.

第二章　阿尔茨海默病的中医认识概述

导语：阿尔茨海默病属于中医的"痴呆""痴证""呆病"等范畴。中医认为其病位在脑，与心、肝、脾、肾功能失调密切相关，病理性质是本虚标实，本虚为肾精不足和气血亏虚，标实为痰浊、瘀血阻滞脑络。基本病机为髓减脑消、神机失用。痰、瘀、火、毒等病理产物均可触发或加重痴呆的病情。本章主要介绍了有关阿尔茨海默病中医的病因病机、辨证分型及治疗方法。其中治疗方法主要包括口服中药、针灸及相关疗法、其他中医疗法、饮食调护和预防等。

一、病因病机

阿尔茨海默病（AD）属于中医的"痴呆""痴证""呆病"等范畴[1,2]。中医学认为AD的病位在脑，与心、肝、脾、肾功能失调密切相关，其中心肾两脏的功能失调为其发病的根本所在[1,3]。病因为年老肾虚、情志所伤、久病耗损[1]。病理性质为本虚标实，本虚为肾精不足和气血亏虚，标实为痰浊、瘀血阻滞脑络。髓减脑消是AD的基本病机[4]。肾虚可因合并的脏腑不同，而表现为髓海不足、脾肾亏虚、肝肾亏虚[5,6]。还可以因为痴呆的时期不同而病证不同，初期多属肾阳不足，中期表现肾阴不足，后期则多为肾阴阳两虚证[7]。在标实方面，痰浊和瘀血则为AD的另一重要病因和病理产物，痰瘀留滞体内，蒙蔽清窍，导致神机失用[8]。另外，七情所伤，肝郁日久化火；或人至老年，肾水衰少，水不涵木，心肾不交，继而导致心肝火旺，扰乱神明[2]。同时，近年来一些中医研究者提出了"毒损脑络"也是AD发病的病机之一，认为脏腑功能衰退及气血亏虚，致内生毒邪不能排出，损伤脑络，而致痴呆[9]。

总之，本病的发生与痰、瘀、火、毒、虚密切相关，且相互影响。

二、辨证论治

我国对于 AD 的中医诊断、辨证分型及疗效评定标准是由中华全国中医学会老年医学会在 1988 年首先提出，于 1990 年 5 月修订，即：《老年呆病的诊断、辨证分型及疗效评定标准（讨论稿）》[10]，主要以虚实两大类分为 6 个证候：虚证（髓海不足、肝肾亏虚、脾肾两虚）、实证（心肝火盛、痰浊阻窍、气滞血瘀）。2002 年发表的《中药新药临床研究指导原则》[11] 中关于中药新药治疗痴呆的临床研究指导原则也描述了类似的辨证分型。以上两个诊断标准成为国内在 AD 研究中最常用的证候分型标准[12]。2012 年《中国痴呆诊疗指南》[13] 在总结既往标准的基础上，经过德尔菲法和专家共识会议等，形成了针对所有痴呆类型的中医辨证指南，具体的辨证分型内容如下：

1. 髓海不足证

症状：善忘，懒惰思卧，齿枯发焦，腰酸骨软，步行艰难，口齿含糊，词不达意，定向不能，或失算，重者失认、失用。舌瘦色淡，舌苔薄，脉沉细弱。

治法：滋补肝肾，生精养髓。

方药：七福饮（《景岳全书·新方八阵》）加鹿角胶、龟板胶、阿胶等血肉有情之品。

常用药物：人参、熟地、当归、白术（炒）、枣仁、远志、鹿角胶、龟板胶、阿胶、炙甘草。

方药分析：熟地滋阴补肾；鹿角胶、龟板胶、阿胶以补髓填精；当归养血和血；人参、白术、炙甘草益气健脾；枣仁、远志安神益智。

2. 脾肾两虚证

症状：善忘，表情呆板，沉默寡言，行动迟缓，失认失算，腰膝酸软，肌肉萎缩，食少纳呆，气短懒言，口角流涎，四肢不温，肠鸣泄泻。舌质淡白，舌体胖大，苔白，脉沉细弱，两尺尤甚。

治法：温补脾肾，养元安神。

方药：还少丹（《洪氏集验方》）加减。

常用药物：熟地、枸杞子、肉苁蓉、巴戟天、小茴香、牛膝、杜仲、山茱萸、茯苓、五味子、山药、石菖蒲、远志、楮实。

方药分析：熟地、枸杞子、山茱萸滋阴补肾；肉苁蓉、巴戟天、小茴香助命火，补肾气；五味子敛阴固精，杜仲、牛膝、楮实补益肝肾；茯苓、山药健脾益气；远志、石菖蒲涤痰开窍。

3. 气血亏虚证

症状：善忘，表情淡漠，少气懒言，面色及口唇苍白，不思饮食，四肢不温，大便溏稀。舌淡苔白，边有齿痕，脉细弱。

治法：补气健脾，养血安神。

方药：归脾汤（《正体类要·方药》）加减。

常用药物：人参、黄芪、白术、当归、茯苓、龙眼肉、远志、酸枣仁、木香、生姜、大枣、炙甘草。

方药分析：人参、黄芪、白术以益气健脾；当归、龙眼肉以补血养心；酸枣仁、茯苓、远志以宁心安神；木香理气醒脾，以防补益气血药腻滞碍胃；生姜、大枣以调和脾胃，炙甘草补气和中，调和药性。

4. 痰浊蒙窍证

症状：善忘，表情淡漠，头昏身重，体态臃肿，晨起痰多，纳呆呕恶，脘腹胀满。重症则不能自理生活，面色㿠白或苍白不泽，气短乏力。舌体胖大，有齿痕，苔腻浊，脉弦滑。

治法：化痰开窍，通阳扶正。

方药：洗心汤（《辨证录·呆病门》）加减。

常用药物：人参、茯神、半夏、陈皮、神曲、附子、石菖蒲、枣仁、甘草。

方药分析：人参以补气；半夏、陈皮理气化痰；石菖蒲豁痰开窍；枣仁、茯神宁心安神；附子以温通阳气，神曲以消食健胃；甘草调和诸药。

5. 瘀阻脑络证

症状：善忘，善怒，神情淡漠，反应迟钝，寡言少语，或妄思离奇，或头痛难愈。舌质黯紫，有瘀点或瘀斑，舌苔薄白，脉细弦、沉迟，或见涩脉。

治法：活血化瘀，通窍醒神。

方药：通窍活血汤（《医林改错·通窍活血汤所治症目》）加减。

常用药物：赤芍、川芎、桃仁、大枣、红花、老葱、生姜、麝香、黄酒。

方药分析：赤芍、川芎行血活血；桃仁、红花活血通络；老葱、生姜通阳宣窍；麝香开窍；黄酒通络；大枣以缓和芳香辛窜药物之性。

6. 心肝火旺证

症状：健忘，认知损害，自我中心，心烦易怒，口苦目干，头昏头痛，筋惕肉瞤，或咽干口燥，口臭口疮，尿赤便干或面红微赤，口气臭秽、口中黏涎秽浊，烦躁不安甚则狂躁。舌质黯红，舌苔黄或黄腻，脉弦滑或弦细而数。

治法：清心平肝，安神定志。

方药：天麻钩藤饮（《杂病证治新义》）加减。

常用药物：天麻、钩藤、石决明、栀子、黄芩、川牛膝、杜仲、益母草、桑寄生、夜交藤、朱茯神。

方药分析：天麻、钩藤平肝息风；石决明平肝潜阳，加强平肝息风之力；川牛膝引血下行；杜仲、桑寄生补益肝肾；栀子、黄芩清肝降火；益母草合川牛膝活血利水，有利于平降肝阳；夜交藤、朱茯神宁心安神。

7. 毒损脑络证

症状：表情呆滞，双目无神，不识事物，面色晦暗，秽浊如蒙污垢，或兼面红微赤，口气臭秽，口中黏涎秽浊，溲赤便干或二便失禁，肢体颤动，舌强寡语或言辞颠倒，狂躁不宁，举动不经。舌绛少苔，或舌黯或舌有瘀斑，苔厚腻、积腐或见秽浊，脉弦数或滑数。

治法：清热解毒，通络达邪。

方药：黄连解毒汤（《外台秘要·崔氏方一十五首》）加减，可加水牛角粉、全蝎、蜈蚣等凉营解毒、化瘀通络药物。

常用药物：黄连、黄芩、黄柏、栀子、水牛角粉、全蝎、蜈蚣等。

方药分析：黄连清泻心火，兼泻中焦之火；黄芩泻上焦之火；黄柏泻下焦之火；栀子泻三焦之火，导热下行，引邪热从小便而出；全蝎、蜈蚣以化瘀通络；水牛角粉以解毒开窍。

治疗 AD 的代表方剂总结表见表 2-1。

表 2-1　治疗阿尔茨海默病的代表方剂总结表

中医辨证分型	治法	代表方
髓海不足证	滋补肝肾，生精养髓	七福饮加减
脾肾两虚证	温补脾肾，养元安神	还少丹加减
气血亏虚证	补气健脾，养血安神	归脾汤加减
痰浊蒙窍证	化痰开窍，通阳扶正	洗心汤加减
瘀阻脑络证	活血化瘀，通窍醒神	通窍活血汤加减
心肝火旺证	清心平肝，安神定志	天麻钩藤饮加减
毒损脑络证	清热解毒，通络达邪	黄连解毒汤加减

三、针灸疗法

针灸作为中医特有的治疗形式已经有几千年的历史，针灸对 AD 有一定的治疗作用，主要作用为控制和延缓疾病的进展。目前，针灸治疗 AD 的主要形式包括体针、头针、耳针、灸法、刺血疗法以及穴位注射等（表 2-2）。

表 2-2　治疗阿尔茨海默病的针灸穴位总结表

干预措施	针刺穴位/体表位置	治疗频率及用量
体针[14, 15]	主穴：百会、四神聪、太溪、大钟、悬钟、足三里、风府	每日一次，未提及疗程
头针[16]	主穴：双侧言语区、晕听区	每日一次，30 天为一个疗程
耳针[16, 17]	主穴：神门、皮质下、肾、脑干、交感、心、枕等耳穴	每日一次，20 天为一个疗程
刺血疗法[16-18]	主穴：中冲、天枢	隔日放血 1 次，未提及疗程
穴位注射[17, 18]	75% 复方当归注射液注射至双侧肾俞	每次注射 4ml，隔日一次，未提及疗程
靳三针疗法[19]	主穴：四神针（百会前、后、左、右各旁开 1.5 寸）、脑三针（脑户、双侧脑空）、智三针（神庭、双侧本神）	每日一次，10 天一个疗程
灸法[20]	主穴：少海、百会、足三里	每晚临睡前用艾条悬灸 10~15 分钟，未提及疗程

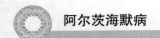

四、其他疗法

其他一些具有中国传统特色的健身运动也可能让 AD 患者受益。例如太极、八段锦、五禽戏、气功、导引养生功等运动形式,其习练者针对意、气、形、神的锻炼,对改善老年人包括认知能力在内的整体生活质量有一定的效果 [21, 22]。研究者发现太极操能够在一定程度上减少 AD 患者的跌倒风险,减缓 AD 患者的认知功能下降 [23, 24]。另外,有限的证据显示手法按摩可能具有短暂缓解 AD 患者激越症状的作用 [11, 25]。

五、预防调护

对 AD 来说,预防调护非常重要,良好的调护能够延缓病情进展和防止意外伤亡的发生,从而达到延长生命的作用 [1, 21]。

生活起居方面:注重情志调节,对轻症 AD 患者应进行智能训练,使之逐渐掌握一定的生活及工作技能,多参加社会活动,以促进智能的恢复;适当的体育锻炼,可以增强体质,提高机体的康复能力。对于重症 AD 患者,不要让其独立外出而造成走失,甚至发生意外;同时对于长期卧床的患者,应做好生活照顾,防止褥疮、感染等并发症的发生 [1]。

饮食疗法方面:饮食调节对预防 AD 的发生具有重要的意义,合理的饮食基本原则为"三高""四低",三高即高蛋白、高维生素、高纤维素,四低即低胆固醇、低脂肪、低糖、低盐。多吃蔬菜、水谷,定时定量,少量多餐,寒热适中、戒烟戒酒 [16, 21]。常用的益智食物有核桃仁、花生、龙眼肉、莲子、怀山药、黑米、黑豆、芝麻、桑椹、大麦、糯米,可根据患者的情况选用上述数种食物单独或与益智中药煲汤服食 [26, 27]。

六、预后

AD 为慢性疾病,进行性加重,病程多较长,不能根治,治疗不及时或治疗不得法的患者,日久向重度 AD 发展,完全丧失生活自理能力,预后差 [1, 18]。

参 考 文 献

1. 吴勉华，王新月. 全国高等中医药院校规划教材：中医内科学. 9版. 北京：中国中医药出版社，2012.

2. 林昭庚. 中西医病名对照大辞典. 北京：人民卫生出版社，2002.

3. 杨柏灿，林水淼，刘仁人，等. Alzheimer痴呆的中医病因病机探析——Alzheimer痴呆的中医证型研究之一. 中国中医基础医学杂志，1999，5（1）：51-54.

4. 赖世隆，胡镜清. 中医药防治老年性痴呆研究中几个关键问题的思考. 广州中医药大学学报，2000，17（2）：100-105.

5. 马华强. 补肾治疗老年痴呆病. 首都医药，2013，（16）：70.

6. 杨成居，梅祥云. 阿尔茨海默病的中医病机及治疗法则探讨. 中国中医急症. 2005，14（8）：754-755.

7. 陈金雄，李智文. 陆曦治疗老年性痴呆的经验. 光明中医，2010，25（7）：1140.

8. 彭计红，梅晓云，张同远. 老年期痴呆中医病因病机及辨证规律研究进展. 南京中医药大学学报，2011，27（6）：598-600.

9. 苏芮，韩振蕴，范吉平. "毒损脑络"理论在阿尔茨海默病中医研究领域中的意义. 中医杂志，2011，52（16）：1370-1371.

10. 傅仁杰. 老年呆病的诊断、辨证分型及疗效评定标准（讨论稿）. 中医杂志，1991，32（2）：56.

11. 郑筱萸. 中药新药临床研究指导原则. 北京：中国医药科技出版社，2002.

12. 龙子弋，时晶，田金洲. 痴呆的证候分型研究. 中国医学前沿杂志（电子版），2012，4（10）：28-35.

13. 田金洲. 中国痴呆诊疗指南. 北京：人民卫生出版社，2012.

14. 高树中，杨骏. 针灸治疗学. 北京：中国中医药出版社，2012.

15. 中华中医药学会. 中医内科常见病诊疗指南：西医疾病部分. 北京：中国中医药出版社，2008.

16. 黄培新，黄燕. 神经科专病中医临床诊治. 北京：人民卫生出版社，2013.

17. 赵永厚，蔡定芳. 中医神志病学. 上海：上海中医药大学出版社，2009.

18. 张汤敏，孙仁平. 老年痴呆中医防治. 北京：人民军医出版社，2002.

19. 熊百炼，陈俊波，章修春. 常见内科病中医外治妙法经典荟萃. 武汉：华中科技大学出版社，2013.

20. 中华中医药学会. 中医内科常见病诊疗指南：中医疾病部分. 北京：中国中医药出版社，2008.

21. 鲍远程. 现代中医神经病学. 北京：人民卫生出版社，2003.

22. 中国记忆门诊指南专家编写组. 中国记忆门诊指南：阿尔茨海默病全面纵向治疗计划. 2014[2016-06]. http：//www. elseviermed. cn/news/detail/China_Memory_Clinic_Guide.

23. Yao L, Giordani BJ, Algase DL, et al. Fall risk-relevant functional mobility outcomes in dementia following dyadic tai chi exercise. Western Journal of Nursing Research, 2013, 35（3）：281-296.

24. Klein PJ. Tai Chi Chuan in the management of Parkinson's disease and Alzheimer's disease. Medicine and Sport Science, 2008, 52：173-181.

25. Viggo Hansen N, Jørgensen T, Ørtenblad L. Massage and touch for dementia. Cochrane Database of Systematic Reviews, 2006,（4）：CD004989.

26. 张汤敏, 孙仁平. 老年痴呆中医防治. 北京：人民军医出版社，2002.

27. 何浩, 汪琰玲. 老年性痴呆的中医防治. 新中医，1996,（S1）：155-156.

第三章　中医古籍对阿尔茨海默病的认识

导语：中医的经典古籍中蕴含着丰富的与痴呆相关的防病治病信息，包括中草药、针灸以及其他与中医有关的疗法。本章以最大的中医电子图书集《中华医典》为检索源，并根据相关辞典和专著，确定60余个与痴呆及认知障碍有关的检索词，检索到1498条中药方剂相关的条文以及164条针灸相关条文，进而分析和总结古代治疗阿尔茨海默病类证的常用方剂、中药和穴位。

中医防治痴呆的历史可以追溯到2000多年以前，中医历代医家对痴呆病名的认识也随时间而逐渐发生演变或深化。成书于春秋战国时期的《黄帝内经》中虽无痴呆病名，但深刻论述了心与神明意志的关系，如《素问·六节藏象论》曰："心者，生之本，神之变也"。《灵枢·天年》曰："八十岁，肺气衰，魄离，故言善误。九十岁，肾气焦，四脏经脉空虚。百岁，五脏皆虚，神气皆去，形骸独居而终矣"，为后世认识和治疗痴呆奠定了理论基础。同时《黄帝内经》中还对"善忘""喜忘"进行了病因分析。至春秋末年的《左传》中曰："不慧，盖世所谓白痴"，故有"白痴"之说，并描述其症状为"不能辨菽麦，不知分家犬"。晋代皇甫谧《针灸甲乙经》以"呆痴"命名，晋代王叔和的《脉经·卷四》、隋代巢元方的《诸病源候论·多忘候》、唐代孙思邈的《备急千金要方·三十卷》中则分别记载了"健忘""多忘""好忘"等论述，均与痴呆有一定的关系。唐代孙思邈在《华佗神医密传》中记载"痴呆"的病名。明代张景岳在《景岳全书·杂证谟》中设立了"癫狂痴呆"篇。而清代陈士铎称痴呆为呆病，在《辨证录》中创立了"呆病门"，对呆病进行了专门的论述。

但是，由于阿尔茨海默病（AD）是现代病名，中医古籍中里没有与其相对应的词语，所以我们确定了一系列与AD相关的中医病名或症状，并在《中华医典》中进行了检索。《中华医典》是一套光盘版的大型中医电子丛书,是迄今为止最大的中医电子图书集,包括中国历代至民国(1911—1948 年)前的 1000 多本中医古籍著作,为中医古籍研究奠定了基础[1-3]。

一、检索词

收集和总结与痴呆相关的所有中医病名词,例如:与记忆力下降有关的检索词:"健忘""多忘",与呆、傻有关的检索词:"痴呆""呆病"等[4,5]。虽然这些术语及其同义词涉及了认知和(或)记忆功能障碍,但是它们不是特指 AD 的,而是还包括了许多其他影响记忆和认知功能的疾病。所以我们需要对检索出来的条文做进一步的信息提取及处理。而现代中医研究中与 AD 相关的"老年痴呆""老年性痴呆"等术语[6],并没有出现在中医古籍当中。

我们在参考了大量的中医词典、中医术语表[4-9]和与痴呆及认知功能障碍有关的中医文献[10-19],并且咨询了临床专家,最终确立了 55 个与痴呆相关的术语,将其分为 3 类:①"健忘"及相关术语;②"痴呆"及相关术语;③其他与记忆下降 / 记忆增强的相关术语(表 3-1)。考虑到有关"益智"类的检索词涵盖了更广的意义,所以这类的检索词没有被最终纳入。

二、检索及条文编码

我们在《中华医典》中对每一个检索词进行检索,得到一系列与 AD 可能相关的条文。记录"标题检索"中命中的条文数及"文本检索"命中的条文数,然后,检索结果被下载到 Excel 电子表格中,重复条文被标示及剔除。接下来,我们对剩余的条文进行编码,包括条文的类型、源自哪本书及哪个朝代,具体过程可参考 Brian H May 等发表的文章[20]。"条文"的确定是根据一个或多个检索词出现在该古籍的段落中,且该段落包含关于疾病治疗和(或)疾病病因和(或)发病机制的信息。一个条文中可能出现检索词多次命中的情况,故检索结果中命中数会多于条文数。当某一段落中蕴含了多种中医治疗手段(例如中药、针灸)时,每一个治疗手段将被分解成一个独立的条文。

古籍条文中包含的内容如果出现以下情况，将视为与 AD 的关联性小而被排除：①急性或亚急性起病（如外伤、发热、伤寒、温病、阳明病等）；②儿童或青少年起病；③与妇产科相关的疾病；④与 AD 不相关的躯体及心理疾病；⑤可能伴随其他神经系统疾病（如条文中包含中风、偏瘫、瘫痪、震颤等类似症状的描述）；⑥明确提及治疗对象为健康人群；⑦条文中没有提及与中医有关的治疗措施；⑧仅描述单味中药的用途。

三、数据分析

　　经过以上的筛选和排除后，我们得到了"可能为 AD"（possible AD）的条文。为了进一步确定这些条文与现代 AD 疾病概念的契合度，我们在条文编码中增加了一些与老年发病有关的限定词，如：年老、衰老、延年益寿等词语。如果某条文在内容／方剂出处／章节出处／书名出处中出现了类似的字眼，我们认为该条文为"很可能为 AD"（likely AD）。最后的数据呈现均将从"可能为 AD"和"很可能为 AD"这两个水平进行方剂、中药及针灸穴位使用频次的统计（图 3-1）。

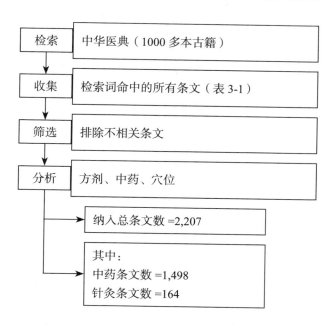

图 3-1　古籍条文检索过程

四、检索结果

共有 55 个检索词在《中华医典》中进行检索,得到 5641 条古籍条文。排除重复条文后,剩余 2207 条可能有关的条文(表 3-1)。检索结果显示,"健忘"检索到最多的条文数(1185 条),其次为"喜忘"(309 条)和"善忘"(252 条),"痴呆"和"呆痴"共检索到 144 条,其他检索词检索到的条文数相对较少,而"白痴""呆证""痴证"则没有检索到相关的条文(表 3-1)。

表 3-1 检索词命中条文频次表

检索词组	检索词	命中数	条文数 *
1. 健忘	健忘	1860	1185
2. 好忘	好忘	55	40
3. 多忘	多忘	388	183
4. 善忘	善忘	727	252
5. 喜忘	喜忘	830	309
6: 不忘组	不忘, 不忘记, 不再忘, 止忘, 不惝忘	590	120
7. 其他含 "忘" 的词组	狂忘, 悸忘, 谬忘, 忘前失后, 忘误, 失忘, 易忘, 忘记事, 迷忘, 错忘, 遗忘, 遇事则忘, 语后便忘, 眩忘, 忆忘, 怒忘, 思忘	290	67
8. 记忆下降类的词组	强忘, 不记忆, 不能记, 不能记忆, 不记事, 失记, 不善记, 近事不记, 随说随忘, 无所记忆, 记忆减弱	65	44
9. 增强记忆类的词组	强记, 记忆强, 记忆自强	97	103
10. 含 "痴" 的词组	癫 / 痴, 神痴, 痴狂, 白痴, 痴证	30	11
11. 含 "痴呆" 的词组	痴呆, 呆痴	180	144
12. 痴病	痴病	7	27
13. 如痴	如痴	253	2
14. 含 "呆" 的词组	呆病, 人呆, 形呆, 神呆, 呆证	269	8
总计		5641	2207

*移除重复条文后,一个条文中可能包含多个检索词。

（一）与阿尔茨海默病类证相关的代表性条文

古籍中有些条文描述的病史、症状与 AD 的症状特点较为相似，且记载了详细的方药或穴位，特选录如下：

《备急千金要方·肾脏方》（652 年）有关于五补丸的描述："治肾气虚损，五劳七伤……心中喜忘，恍惚不定，夜卧多梦……人服延年不老，四时勿绝，一年万病除愈方。杜仲、巴戟（各六分），人参、五加皮、五味子、天雄、牛膝、防风、远志、石斛、山药、狗脊（各四分），地黄、苁蓉（各十二分），鹿茸（十五分），菟丝子、茯苓（各五分），覆盆子、石龙芮（各八分），萆薢、蛇床子、石南（各三分），白术（三分），天冬（七分）"。

《养老奉亲书·四时通用男女妇人方》（1078 年）中记载了镇心丸是"养老人心气，令不健忘，聪耳明目方。辰砂（一两），桂（一两），远志（去心）、人参（以上各一两），茯苓（二两），麦门冬（去心）、干地黄（各一两半，以上除辰砂，并为末，合匀），上炼蜜为丸，如桐子大。空心，薄荷酒吞下十丸至十五丸。留少朱砂为衣。益心气，养神。宜常服"。

《景岳全书·杂证谟·癫狂痴呆》（1640 年）记载："痴呆证，凡平素无痰，而或以郁结，或以不遂，或以思虑，或以疑贰，或以惊恐，而渐致痴呆。言辞颠倒，举动不经，或多汗，或善愁，其证则千奇万怪，无所不至。脉必或弦或数，或大或小，变易不常。此其逆气在心或肝胆二经，气有不清而然。但察其形体强壮，饮食不减，别无虚脱等证。则悉宜服蛮煎治之，最稳最妙。然此证有可愈者，有不可愈者，亦在乎胃气元气之强弱，待时而复，非可急也。凡此诸证，若以大惊猝恐，一时偶伤心胆，而致失神昏乱者。此当以速扶正气为主，宜七福饮，或大补元煎主之"。

《辨证录》（1687 年）中记载扶老丸主治老年健忘，谓之"此方老少俱可服，而老年人尤宜，盖补肾之味多于补心，精足而心之液生，液生而心之窍启，窍启而心之神清，何至昏昧而善忘哉"。

（二）古籍对阿尔茨海默病类证及病因病机的描述

"善忘"一词首先出自《素问·四时刺逆从论》。该章节主要讨论人的经气依四时的变化而不同，施针应顺应四时经气的变化。文中提出"善忘"的原因为"秋刺经脉,血气上逆,令人善忘"。《素问·调经论》对"不足"和"有余"进行了详细的阐述,在这一章中作者提到了"喜忘"是由于"血并于下,气并于上,乱而喜忘"。《素问》虽然对"善忘"和"善忘"的病因进行了分析,但并没有提及治疗措施,因此这些条文未能进入本章最后的数据分析。

成书于东汉时期(220年)的《伤寒论》首先论及了对"善忘"的治疗。提出"阳明证,其人喜忘者,必有蓄血。所以然者,本有久瘀血,故令喜忘,屎虽硬,大便反易,其色必黑者,宜抵当汤下之",以下法使瘀血随大便而出。但这一条文的描述似乎为急性起病,与AD的起病特点并不相符,所以同样也未能进入本章最后的数据分析。但是后世的医家对抵当汤的临床应用做了进一步的扩展,将其应用于瘀血所致的各种类型的记忆障碍疾病。

《素问》和《伤寒论》均未论及"痴呆"一词。《脉经·平奇经八脉病》(280年)虽然首次论及"痴",所谓"冲、督用事则十二经不复朝于寸口,其人皆苦恍惚狂痴",但条文中并没有给予具体的方药。同时,书中提到"恍惚"和"健忘"当以针刺足少阴肾经,但它并没有给予具体的穴位名称,所以,该条文也未能进入本章最后的针灸穴位数据分析。

通常情况下,大部分古籍条文对于记忆障碍症状特点的描述极为简洁,但也有部分条文所列举的记忆损伤的症状特点与现代的AD的临床表现一致。例如元代的《西方子明堂灸经》(1050年)中就提到百会穴能改善诸多症状,其中包括"忘前失后"和"言语不择",因此这些症状的描述与AD疾病过程中出现严重的记忆障碍、执行功能障碍和脱抑制的表现相似。

《针法灸法》(1128年)提到膏肓穴能治"狂惑忘误";《辨证录》(1687年)中描述了健忘的特点,即"对人说话,随说随忘""人述其言,杳无记忆""如从前并不道及",神交汤主之。这些表现均类似于AD的症状特点。

《世医得效方》(1337年)记载了加味茯苓汤可治疗"健忘失事,言语如痴",这一描述体现了患者存在记忆力下降和语言功能的减退,符合痴呆的临床表现,但该处没有与衰老相关的描述,所以属于"可能为AD"的条文。

《类经图翼》(1624年)中提到"呆痴"一词,指出内关穴的主治功效中包括"心性呆痴、心惊发狂、悲泣不已、不识亲疏、健忘错乱、言语不记"。这一描述与AD合并行为和精神症状(BPSD)有类似之处,但是条文并没有提供该疾病是否为慢性起病及老年期发病的相关信息。

当加入与衰老有关的限定之后，仅有少部分的痴呆及相关条文得以保留。例如：仅有一条与衰老有关的"痴病"治疗条文来自于《扁鹊心书》（1146 年），书中提到该病起于中年之后，有"自言自笑"的症状。但该条文没有记忆力下降的描述，故我们仍不能肯定该条文指的是否就是 AD。

总之，在检索出来的条文中，有相当数量的条文描述了显著的记忆力下降、言语功能减退，以及可能与痴呆相关的行为和精神症状，这些信息提示可能与 AD 有关。然而，只有小部分的条文提供了与老年发病或慢性起病的相关信息，所以，大部分条文仍不能完全排除是否存在其他神经心理疾病。当然，如果条文中明确提到该治疗措施用于延年益寿，仍可认为该条文的治疗目标人群为老年人，属于"很可能为 AD"的条文。

（三）中药疗法

我们在移除重复条文、与中草药无关的条文以及与 AD 无关的条文后，得到 1498 条"可能为 AD"的条文。加入与衰老相关的限定后，最终得到 91 条"很可能为 AD"的条文。具体情况如下：

1. 治疗相关条文的朝代分布情况

1498 条"可能为 AD"的条文来自于 277 本不同的中医古籍，成书年代分布于公元 363 年至公元 1945 年。大部分条文来自于明清时期，其中明朝占了几近一半（n=667，44.5%），清朝则占了 1/3（n=512，34.2%）（表 3-2）。最早记载的 2 个中医方剂来自于东晋时期葛洪所著的《肘后备急方》，但这两个方剂未予命名，且由于《肘后备急方》在后世被其他医家增补录了方药，存在诸多版本，所以，这两个方剂有可能是被后续版本添加进去的。成书于明朝的《普济方》是中国历史上最大的方剂书籍，它也为本次检索提供了最多的方剂条文数（n=171），继之为宋代的《圣济总录》（1117 年）（n=56）和明代的《济阳纲目》（1626 年）（n=40）。

91 条"很可能为 AD"的条文来自于 40 本不同的中医古籍，成书年代分布在公元 652 年至公元 1839 年。其中 57.1% 的条文来自于明朝，20.9% 的条文出自清朝。91 个条文中没有来自唐朝以前及清朝以后的条文（表 3-2）。明朝的《寿世保元》作为一本专注于养生延年益寿的书籍，为本次检索提供了最多的条文数（*n*=17）。继之为《普济方》（*n*=15）、《济阳纲目》（*n*=4），《备急千金要方》《医心方》《辨证录》各有 3 个条文，其他书籍则提供≤ 2 个条文数。

表 3-2　中药治疗条文的朝代分布

历史时期	"可能为 AD"		"很可能为 AD"	
朝代	频率	%	频率	%
唐朝以前（—617）	5	0.33	0	0
唐朝和五代时期（618—959）	71	4.74	5	5.5
宋金时期（960—1271）	134	8.95	9	9.9
元朝时期（1272—1368）	95	6.34	6	6.6
明朝时期（1369—1644）	667	44.53	52	57.1
清朝时期（1645—1911）	512	34.18	19	20.9
民国时期（1912—1949）	14	0.93	0	0
总计	1498	100.0	91	100.0

2. 常用方剂和中药

（1）"可能为 AD"条文中的高频方剂（表 3-3）

1498 条 "可能为 AD" 的条文中包含了 105 条无名方和 527 条有着不同命名的方剂。所有方剂的用药形式均为口服汤剂。在命名的方剂中，归脾汤是最常用的方剂，其中 118 个条文明确提到使用归脾汤治疗，另外有 138 个条文是在归脾汤的基础上进行了变化及加减。天王补心丹为第二常用的方剂（*n*=65），75 个条文是在该方的基础上进行了加减化裁。继之为定志丸（又称定志小丸、小定志丸）（*n*=38），59 个条文是在该方的基础上进行了加减化裁。排列在第 4 至第 13 位的方剂分别是：桃仁承气汤（*n*=29）、抵当汤 / 丸（*n*=28）、犀角地黄汤（*n*=23）、桑螵蛸散（*n*=20）、朱雀丸（*n*=20）、二丹丸（*n*=17）、人参养荣汤（*n*=14）、养心汤（*n*=13）、牛黄清心丸（*n*=12）和寿星丸（*n*=12）。远志丸在统计中出现了 14 次，但由于远志丸中的药味基本组成不同，所以认为它们是不同的方剂，不能合并。

表 3-3　"可能为 AD" 条文中的高频方剂

方剂名称	条文数	组成（首次记载方剂的古籍）*
归脾汤	118	白术、茯神、黄芪、龙眼肉、酸枣仁、人参、木香、甘草（《严氏济生方》，1253 年）
天王补心丹	65	熟地黄、白茯苓、茯神、当归、远志、石菖蒲、玄参、人参、麦门冬、天门冬、桔梗、百部、柏子仁、杜仲、甘草、丹参、酸枣仁、五味子（《杨氏家藏方》，1178 年）
定志（小）丸	38	人参、茯苓、菖蒲、远志（《备急千金要方》，652 年）
桃仁承气汤	29	桃仁、大黄、芒硝、甘草、桂枝（《类证活人书》，1108 年）
抵当汤 / 丸	28	水蛭、虻虫、大黄、桃仁（《妇人大全良方》，1237 年）
犀角地黄汤	23	芍药、生地黄、牡丹皮、犀角（《类证活人书》，1108 年）
桑螵蛸散	20	桑螵蛸、茯神、远志、菖蒲、人参、当归、龙骨、龟甲（《证类本草》，1082 年）
朱雀丸	20	茯神、沉香（《世医得效方》，1345 年）
二丹丸	17	丹参、丹砂、远志、茯神、人参、菖蒲、熟地黄、天门冬、麦门冬、甘草（《素问病机气宜保命集》，1186 年）
人参养荣汤	14	人参、黄芪、陈皮、白芍、当归、甘草、白茯苓、五味子、远志、白术、桂心、熟地黄（《医方考》，1584 年）
养心汤	13	黄芪、茯苓、茯神、半夏曲、当归、川芎、远志、肉桂、酸枣仁、柏子仁、五味子、人参、甘草（《医方集宜》，1554 年）
牛黄清心丸	12	白芍药、麦门冬、黄芩、当归、防风、白术、柴胡、桔梗、川芎、白茯苓、杏仁、神曲、蒲黄、人参、麝香、龙脑、肉桂、大豆卷、阿胶、白蔹、干姜（炮）、牛黄、雄黄、干山药、甘草、金箔、大枣等（《太平惠民和剂局方》，992 年）
寿星丸	12	天南星、朱砂、琥珀（《奇效良方》，1470 年）

　　首次记载方剂的古籍 *：是指最早记载该方剂的书籍。方剂的组成基于这本书而来。注：在中医古籍中，具有相同名称的方剂可以有不同的药味组成，而不同名称的方剂又可以有相同的药味组成。所以，在本次统计频率数时，在同一个方名中，主要药味组成相同的方剂归为一组，主要药味组成不同的方剂予以剔除。此外，如果药味组成与该方剂相同，虽方剂的名称不同也被统计到该方剂当中。某些中药的使用在一些国家受到限制，请读者根据实际情况进行选用。

（2）"可能为AD"条文中的高频中药

在1498条"可能为AD"的古籍条文中，共有14415味中药，归属于398种不同的中草药。平均每个方剂9.6味中药。在"可能为AD"的古籍条文中、使用频率最高的中药有：茯苓/茯神（$n=1143$），其中茯神：$n=483$，继之为人参（$n=867$）、远志（$n=781$）和甘草（$n=670$）（表3-4）。

表3-4 "可能为AD"条文中的高频中药

中药名称	频率	植物学名
茯苓/茯神*	1143（茯神：483）	*Poria cocos*（Schw.）Wolf
人参*	867	*Panax ginseng* C.A. Mey.
远志*	781	*Polygala tenuifolia* Willd.
甘草*	670	*Glycyrrhiza* spp.
地黄	538（熟地：261，生地：222）	*Rehmannia glutinosa* Libosch.
当归	522	*Angelica sinensis*（Oliv.）Diels
菖蒲*	417（石菖蒲：168）	*Acorus* spp.
酸枣仁*	367	*Ziziphus spinosa* Bunge
白术	350	*Atractylodes macrocephala* Koidz.
麦门冬	342	*Ophiopogon* spp.
姜	296（生姜：182）	*Zingiber officinale*（Willd.）Rosc.
桂	294（肉桂：244）	*Cinnamomum cassia* Presl
黄芪	283	*Astragalus membranaceus*（Fisch.）Bge. var. *mongholicus*（Bge.）Hsiao
朱砂/丹砂*	271	cinnabar
五味子	236	*Schisandra chinensis*（Turcz.）Baill.
白芍	189	*Paeonia lactiflora* Pall.
柏子仁*	184	*Platycladus orientalis* (L.) Franco
木香	184	*Aucklandia lappa* Decne.
龙骨/龙齿*	183（龙骨：125）	fossil bones/teeth（Fossilized teeth）
蜂蜜	182	honey

续表

中药名称	频率	植物学名
天门冬	172	*Asparagus cochinchinensis*（Lour.）Merr.
山药/薯蓣*	153（薯蓣：54）	*Dioscorea* spp
桔梗	148	*Platycodon grandiflorus*（Jacq.）A.DC.
龙眼肉*	140	*Dimocarpus longan* Lour.

* 在现代中医辞书《中医大辞典》中归属于治疗记忆障碍的中药。某些中药的使用在一些国家受到限制，请读者根据实际情况进行选用。

分析表 3-4 中的高频中药可发现：白术、黄芪、当归、木香和龙眼肉均出现在常用中药的列表当中，可能与最常见的"归脾汤"及其加减方的频繁出现有关；桔梗的出现则可能与天王补心丹有关；姜（干姜/生姜）在方剂中多因调和药性的作用而普遍存于众多方剂当中；蜂蜜则多在制作丸药时作为黏合剂而使用。

但是，与现代中医辞书《中医大辞典》[21]中治疗记忆障碍的中药相比较，表 3-4 中的地黄、白术、麦门冬和黄芪并未归列于此，然而，在《中华医典》的本草类书籍的用药统计中，除白术外，其他药物均为治疗记忆障碍的高频中药[22]。

（3）"很可能为 AD"条文中的高频方剂

91 条"很可能为 AD"的古籍条文中包含了 2 条无名方和 56 条有着不同命名的方剂（表 3-5）。寿星丸为最常用的中药方剂（n=12），另外有 3 个条文是在该方的基础上进行了加减化裁。小丹出现在 4 个条文中，而固本丸加减、巨胜丸均出现在 3 个条文当中。

表 3-5　"很可能为 AD"条文中的高频方剂

方剂名称	条文数	组成（首次记载方剂的古籍）*
寿星丸	12	天南星、朱砂、琥珀（《奇效良方》，1470 年）
小丹	4	熟地黄、肉苁蓉、五味子、菟丝子、柏子仁、天门冬、蛇床子、覆盆子、巴戟、石斛、续断、泽泻、人参、山药、远志、山茱萸、菖蒲、桂心、白茯苓、杜仲、天雄、钟乳粉（《三因极一病证方论》，1174 年）

续表

方剂名称	条文数	组成（首次记载方剂的古籍）*
巨胜丸	3	巨胜子、甘菊花、旋覆花、吴白芷、白茯苓、肉桂、荜澄茄、牛膝、覆盆子、熟干地黄、远志、旱莲子（《御药院方》,1267年）
固本丸加减	3	丹参、天门冬、熟地黄、人参、远志、朱砂、石菖蒲、麦门冬、白茯苓（《济阳纲目》,1626年）
无比山药丸/山芋丸加味	2	薯蓣、苁蓉、牛膝、菟丝子、杜仲、泽泻、巴戟天、山茱萸、赤石脂、五味子、干地黄、茯神、远志（《普济方》,1406年）
补心汤	2	当归、川芎、白芍、生地黄、白术、远志、白茯神、酸枣仁、麦门冬、黄连、元参、甘草（《寿世保元》,1615年）
加减补心汤	2	白茯苓、当归身、远志、黄柏、知母、生地黄、陈皮、酸枣仁、麦门冬、人参、石菖蒲、白术、白芍药、甘草（《扶寿精方》,1534年）
导痰汤合寿星丸	2	导痰汤：半夏、天南星、枳实、赤茯苓、橘红、甘草、姜 寿星丸：南星、朱砂、琥珀、猪心血、生姜汁（《证治准绳·杂病》,1602年）
扶老丸	2	人参、白术、茯神、黄芪、当归、玄参、菖蒲、柏子仁、麦冬、熟地黄、山茱萸、生枣仁、龙齿、白芥子、丹砂（《辨证录》,1687年）
茯苓人参散	2	茯苓、人参、甘草、牛乳、白砂蜜（外台秘要,752年）
归脾汤加减	2	人参、黄芪、白术、白茯苓、当归、远志、龙眼肉、酸枣仁、木香、甘草、柏子仁、姜、枣（《寿世保元》,1615年）
宁志丸加减	2	白茯苓、人参、远志、菖蒲、黄连、酸枣仁、柏子仁、当归、生地黄、木香、朱砂（《扶寿精方》,1534年）
五补丸	2	杜仲、巴戟、人参、五加皮、五味子、天雄、牛膝、防风、远志、石斛、山药、狗脊、地黄、苁蓉、鹿茸、菟丝子、茯苓、覆盆子、石龙芮、萆薢、蛇床子、石南、白术、天门冬（《备急千金要方》,652年）
延龄煮散	2	茯神、益智仁、防风、人参、桑寄生、藿香叶、甘草、沉香、熟干地黄（《圣济总录》,1117年）
天王补心丹	2	当归、五味子、麦门冬、天门冬、柏子仁、酸枣仁、人参、白茯苓、玄参、丹参、桔梗、远志、黄连、生地黄（《济阳纲目,1626年）

首次记载方剂的古籍*：是指最早记载该方剂的书籍。方剂的组成基于这本书而来。注：在中医古籍中，具有相同名称的方剂可以有不同的药味组成，而不同名称的方剂又可以有相同的药味组成。所以，在本次统计频率数时，在同一个方名中，主要药味组成相同的方剂归为一组，主要药味组成不同的方剂予以剔除。此外，如果药味组成与该方剂相同，虽方剂的名称不同也被统计到该方剂当中。某些中药的使用在一些国家受到限制，请读者根据实际情况进行选用。

从表3-5可看出,加入与衰老相关的限定后,剩余条文明显与延年益寿有关。例如"寿星丸"中的寿星就是中国古代神话中的长寿之神。小丹也是针对老年人服用的丹药。归脾汤在表中仅出现2次,说明治疗记忆力下降仅是归脾汤的多种功用中的一项。

天王补心丹($n=2$)仍被保留在表3-5当中,且定志丸($n=2$)、二丹丸($n=1$)和远志丸($n=1$)也是在天王补心丹基础上化裁而成的。这些方剂均有安神定志的功效,考虑可能用于改善痴呆患者的神经精神症状。

（4）"很可能为AD"条文中的高频中药

在91条"很可能为AD"的古籍条文中,共有970味中药,归属于140种不同的中药,平均每个方剂10.6味中药(表3-6)。在"很可能为AD"的古籍条文中,使用频率最高的中药有:茯苓/茯神($n=78$),其中茯神:$n=19$;继之为远志($n=61$)、地黄($n=51$)、人参($n=47$)和菖蒲($n=34$)(表3-6)。天南星、琥珀出现在常用中药的列表当中,可能与"寿星丸"的高频使用有关;另外,肉苁蓉、杜仲、巴戟天、菟丝子、牛膝等补肾类药物出现在列表,这些常用于老年人的药物也没有出现在《中医大辞典》的治疗记忆障碍的中药类属里面[21]。

表3-6　"很可能为AD"条文中的高频中药

中药名称	频率	植物学名
茯苓/茯神*	78(茯神:19)	*Poria cocos*（Schw.）Wolf
远志*	61	*Polygala tenuifolia* Willd.
地黄	51(熟地:28、生地:14)	*Rehmannia glutinosa* Libosch.
人参*	47	*Panax ginseng* C.A. Mey.
菖蒲*	34(石菖蒲:17)	*Acorus* spp.
朱砂/丹砂*	29	Cinnabar
酸枣仁*	26	*Ziziphus spinosa*
当归	24	*Angelica sinensis*（Oliv.）Diels
五味子	23	*Schisandra chinensis*（Turcz.）Baill.
甘草*	22	*Glycyrrhiza uralensis* Fisch.
麦门冬	22	*Ophiopogon* spp.

中药名称	频率	植物学名
山药 *	21	*Dioscorea* spp
柏子仁 *	21	*Platycladus orientalis*（L.）Franco
肉苁蓉	20	*Cistanche* spp.
山茱萸	19	*Cornus officinalis* Sieb. & Zucc.
天南星	18（胆南星：1）	*Arisaema* spp.
杜仲	18	*Eucommia ulmoides* Oliv.
姜	18（生姜：14）	*Zingiber officinale*（Willd.）Rosc.
肉桂	17	*Cinnamomum cassia* Presl
天门冬	17	*Asparagus cochinchinensis*（Lour.）Merr.
琥珀 *	17	Amber
白术	16	*Atractylodes macrocephala* Koidz.
巴戟天	15	*Morinda officinalis* How
蜂蜜	15	honey
菟丝子	14	*Cuscuta chinensis* Lam.
牛膝	14	*Achyranthes bidentata* Blume

　* 在现代中医辞书《中医大辞典》中归属于治疗记忆障碍的中药。某些中药的使用在一些国家受到限制，请读者根据实际情况进行选用。

3. 中药疗法讨论

　　我们发现在"可能为 AD"以及"很可能为 AD"的古籍条文常用中药频次表中，使用频率最高的几味中药有着惊人的相似。这说明虽然有各种不同的方剂治疗健忘和痴呆，且其中有些方剂的作用为延缓衰老，但是这些方剂的主要成分是一致的。人参、茯苓 / 茯神、远志和石菖蒲在这两个表中的频次排名均位于前列，同时，这几味中药在现代本草专著——《中药大辞典》也被列为治疗记忆力下降的关键药物。虽然熟地黄、当归在后世不再被列为治疗记忆障碍的经典药物，但在中医古籍中，它们却常出现在具有益智作用的方剂当中 [22]。白术、酸枣仁、麦门冬、柏子仁和山药均以中等频率出现在两个频次表中,其中酸枣仁、柏子仁和山药至今仍被《中药大辞典》列为治疗记忆力下降的药物。姜和甘草也出现在列表当中,考虑与古人多用这两味药来调和药味有关,同时甘草也在治疗记忆障碍和延缓衰老方面有着悠久的历史。

另外,菖蒲、远志、茯苓、人参这四味治疗痴呆的高频中药与唐代孙思邈所著的《备急千金要方》中的开心散的组成一致。该方主治为"治好忘方",为益智健脑之代表方剂,有开心益智、聪明不忘、抗衰老之效。后世医家也多在此方基础上进行演变和发展。另外,孙思邈在治疗"多忘"时还拟定了一个无名方,也是在此四味药的基础上,加用了茯神以益智开窍。同时,《备急千金要方》还提供了另外一个"开心散"的版本,是在菖蒲、远志、茯苓、人参这四味中药的基础上,加用了续断和肉苁蓉。虽然这个版本的"开心散"没有再被后世的中医书籍所引用,但是一些中医医家在治疗老年性痴呆时,注意到年老肾虚的病理改变,也会加用一些补肾的中药(例如肉苁蓉、杜仲、巴戟天等)在处方中。

定志小丸同样源自《备急千金要方》,方中也包含人参、茯苓、菖蒲和远志这四味药。但较之开心散,定志小丸则被后世医书更为频繁地援引。天王补心丹和桑螵蛸散中均包括了上述四味药,但在这些方剂中,茯苓常常与茯神共用或相互替代。归脾汤中也含有远志、茯神用以涤痰开窍、益智养神。因此,人参、茯苓/茯神、菖蒲和远志这一用药组合在治疗痴呆的方剂中是使用比较频繁的。

古籍的遣方用药与现代的痴呆治疗指南(见第二章)中的辨证处方有着很多相似之处。例如,在古籍中出现频率最高的归脾汤,同样出现在了田金洲主编的《中国痴呆诊疗指南》中,治疗"气血亏虚证"型的痴呆。尽管七福饮、还少丹、洗心汤出现的频率较低,但是它们也均出现在《中华医典》的检索当中。在指南中用于治疗"瘀阻脑络证"型痴呆的通窍活血汤没有出现在古籍的常用方剂列表中,但有着类似功效的桃仁承气汤($n=29$)和抵当汤($n=21$)却名列其中。在指南中用于治疗"心肝火旺证"型痴呆的天麻钩藤饮并没有出现在古籍的常用方剂列表中,但同样可以清心火的牛黄清心丸在古籍中被 12 本书所引载。同样的,黄连解毒汤没有出现在古籍检索中,但黄连阿胶汤却出现了 1 次。因此，第二章中提到的治疗 AD 的辨证处方均能在古籍中找到基本方或有着相似的应用。

在中医古籍中，许多食物和药物之间并无绝对的分界线。古代医家将中药的"四性""五味"理论运用到食物之中，认为每种食物也具有"四性""五味"，即"药食同源"。一些在第二章中提到的具有益智作用的食物同样出现在古籍的常用中药列表中。例如：龙眼肉（桂圆肉）是水果龙眼晒干后制成，在"可能为 AD"的古籍条文中出现了 140 次，山药（怀山）也出现了 99 次，莲子（$n=11$）、黑芝麻（$n=6$）、黑豆（$n=5$）、胡桃肉（核桃仁）（$n=3$）和桑椹（$n=1$）也均出现在古籍当中。

（四）针灸疗法

在移除重复条文、与针灸及相关疗法不相关的条文、与 AD 无关的条文以及仅提到经络，未提及特定的穴位的条文后，共检索到 164 条"可能为 AD"的与针灸及相关疗法有关的条文。加入与衰老相关的限定后、最终仅得到 1 条"很可能为 AD"的条文。

1. 治疗相关条文的朝代分布情况

164 条"可能为 AD"的针灸条文来源于 44 本中医古籍（成书年代从公元前 282 年到公元 1923 年），其中 50.6% 的条文来自于明朝，23.2% 的条文出自清朝，5.5% 的条文出自唐朝及唐朝以前（表 3-7）。仅 1 个条文中出自宋朝，且该条文的内容与衰老有关。

最早的与痴呆治疗有关的针灸条文来自于晋朝皇甫谧所著的《针灸甲乙经》（282 年），该书为中国现存最早的一部针灸学专著。在"可能为 AD"的针灸条文中，明朝的《普济方》（1406 年）贡献了 12% 的条文，继之为明朝杨继洲所著的《针灸大成》（1601 年），共有 10.7% 的条文出自此书。

《扁鹊心书》（1146 年）记载了唯一一条与衰老相关的针灸条文：即"神痴病：凡人至中年，天数自然虚衰，或加妄想忧思，或为功名失志，以致心血大耗，痴醉不治，渐至精气耗尽而死，当灸关元穴三百壮，服延寿丹一斤"。

表3-7　针灸治疗条文的朝代分布

历史时期	"可能为 AD"		"很可能为 AD"	
朝代	频率	百分比（%）	频率	百分比（%）
唐朝以前（—617）	3	1.8	0	0
唐朝和五代时期（618—959）	6	3.7	0	0
宋金时期（960—1271）	21	12.8	1	100
元朝时期（1272—1368）	9	5.5	0	0
明朝时期（1369—1644）	83	50.6	0	0
清朝时期（1645—1911）	38	23.2	0	0
民国时期（1912—1949）	4	2.4	0	0
总计	164	100	1	100

2. 常用针灸疗法

"可能为 AD"条文中的针灸穴位：

在 164 条"可能为 AD"的针灸及相关疗法古籍条文中，共提及 278 个穴位，归属于 52 种不同的穴位。针／刺在 97 个穴位中提及（n=34.9%），灸法在 91 个穴位中提及（n=32.7%），推拿在 2 个穴位中提及。其他条文仅简单提及了穴位名称、但没有提及穴位的刺激方法。表3-8 对"可能为 AD"条文中常用针灸穴位使用频率进行了总结。

在"可能为 AD"的"针／刺"古籍条文中，神门（n=53）和膏肓（n=25）是最常用的穴位，继之为百会（n=17）和大钟（n=17）。而在"灸法"的古籍条文中，神门（n=11）和膏肓（n=10）同样是最常用的穴位，继之为幽门（n=10）和百会（n=7）。总之，"针／刺"和"灸法"中最常用的穴位是基本一致的。在仅有的一条有关"推拿"的条文中，神门和足三里是该条文中提到的两个穴位。

表 3-8 "可能为 AD"条文中的针灸穴位

穴位名称	频率	百分比（%）
神门（HT7）	53	19.1
膏肓（BL43）	25	9.0
百会（GV20）	17	6.1
大钟（KI4）	17	6.1
幽门（KI21）	14	5.0
列缺（LU7）	12	4.3
心俞（BL15）	12	4.3
足三里（ST36）	11	4.0
天府（LU3）	9	3.2
涌泉（KI1）	8	2.9
总计	278	100

3. 针灸疗法讨论

总体而言，在有关针灸及相关疗法的古籍条文中，仅有少部分条文对症状和体征进行了描述；同时，由于极少的条文提及了与衰老或长寿有关的信息，难以进行对"很可能为 AD"的条文进行亚组分析，所以，我们仅对"可能为AD"的古籍条文进行了进一步的统计和分析。

《针灸甲乙经》（282 年）最早记载治疗记忆减退的古籍条文，书中提及了 3 个穴位可用于治疗"善忘"，即列缺、涌泉和天府。后世的医书也多次引用这 3 个穴位，从而成为治疗记忆减退的高频穴位。

在"可能为 AD"的古籍条文中，大部分条文仅描述了单个穴位及其功效，也有小部分条文提供了多个穴位组合。以下为古籍条文中的部分针灸单方和复方的示例：

（1）《针灸大成》（1601 年）记载："健忘失记：列缺、心俞、神门、少海。问曰：此症缘何而得？答曰：忧愁思虑，内动于心，外感于情，或有痰涎灌心窍，七情所感，故有此症"。另外，书中还提到了中脘和足三里涤痰开窍治疗健忘。而后来的《针灸易学》（1798 年）也转述了这个条文，指出了上述 6 个穴位均可治疗健忘失记之症。

（2）《针灸大全》（1438年）中记载："健忘易失，言语不记：心俞、通里、少冲"。

（3）《神应经》（1425年）中提到治疗"呆痴"可用"神门、少商、涌泉、心俞"。这一条文亦记载于《针灸大成》（1601年）中。

研究结果发现，在"可能为AD"的古籍条文中常用的穴位仍被当今的中医指南或教科书所推荐（本书第二章）。例如：针/灸百会、足三里仍被现代中医书籍推荐及在临床广泛应用；大钟穴在古今的应用中也较频繁。而另一些现代应用较多的穴位，如：少海、悬钟、风府则较少地出现了古籍条文当中，四神聪和太溪穴更是没有出现在这些条文当中。

五、古籍研究小结

由于古代没有"阿尔茨海默病"这一病名，所以我们难以确定古籍中有关治疗痴呆或记忆下降的条文一定与AD相关。要知道，中医古籍对于症状或体征的描述往往是只言片语，故而难以判断条文中所描述的疾病是否符合现代的诊断标准。尽管如此，我们仍能从条文的记载中看到：古代医家已经注意到了这种以记忆和认知功能明显减退为特点的疾病存在，并且也意识到这种疾病是需要治疗的。同时，为了得到与AD更为相关的古籍条文，我们在筛选标准中加入与衰老/长寿相关的限定。经过这一个步骤，我们先后得到了"可能为AD"条文中的高频中药频次表（表3-4）和"很可能为AD"条文中的高频中药频次表（表3-6）。"很可能为AD"的古籍条文作为与AD更为相关的条文，是"可能为AD"的古籍条文的一个子集。还需要注意的是：古人可能已经意识到衰老与记忆和认知功能减退有着密切的联系，因此在描述有关益智强记的条文时，往往省略了对于衰老方面的描述。

对于针灸及相关疗法的古籍研究，我们主要分析了"可能为AD"的针灸治疗条文。虽然与中药部分比较，针灸在古籍中的细节描写更为简略，但是，部分条文对于症状或体征的描述仍是与AD的表现非常符合的。针刺、灸法、推拿所采用的穴位是基本一致的。但是也有相当多的条文只提到了穴位名，没有详细描述穴位的具体刺激方式。

总之，对于中医古籍的研究结果提示：古代中医医家已注意到这种类似现代 AD 病理表现的疾病。他们也意识到该疾病的记忆和认知功能进行性下降与衰老密切相关。然而，中医古籍只有对痴呆这一综合征的论述，并不清楚 AD 的病因病机及诊断、分类，因此，在古籍条文中有关"可能为 AD"的条文中，仍存在着可能为其他原因的痴呆。

古代医家多采用口服中药和（或）针灸等方法来缓解患者的记忆及认知功能下降，改善其症状 / 体征。虽然治疗的中药方名多种多样，但是各个中药方之间的中药组分却显示了惊人的相似性，提示中药治疗痴呆可能存在中药核心组分。同样的，针灸处方中也有着特定的主穴。然而，这些治疗措施并非局限于痴呆，而且中医古籍中很少对于治疗的预后进行报道。所以，我们只能假定这些中医古籍的医家们记载了他们观察到的认为有效的治疗措施。

大部分古籍条文缺乏或简略地描述了疾病病因、症状及证型。然而，小部分的条文中也提到如痰浊蒙窍、肾气亏虚、脾虚、心神不足以及髓海空虚等证型。这些证型至今仍用于痴呆的辨证分型和解释病因。

研究表明，一些在《中华医典》中检索出来的治疗记忆和认知功能下降的中药方剂和针灸穴位仍在现代中医指南或书籍中被推荐用于 AD 的治疗（本书第二章）。这些中药方剂和针灸穴位记载于中国古代及近代的中医书籍，并且与现代中医治疗 AD 的方法有着良好的传承和延续。然而，从临床角度来看，我们仍需重视古今中医治疗的差异和变化。例如，一些古代的用药或治疗方法已不在现代中医中运用；一些记载在古籍中的治疗方法已被取代或超越。所以，这一章所提供的研究结果仅为中医临床实践提供参考，临床医生使用该章的证据进行临床决策时仍需谨慎。

参 考 文 献

1. 中华医典. 长沙：湖南电子音像出版社，2006.

2. May BH, Lu CJ, Xue CCL. Collections of traditional Chinese medical literature as resources for systematic searches. J Altern Complement Med, 2012, 18(12): 1101-1107.

3. May BH, Lu YB, Lu CJ, et al. Systematic assessment of the representativeness of published collections of the traditional literature on Chinese Medicine. J Altern Complement Med, 2013,

19（5）：403-409.

4. 国家技术监督局. 中医病证分类与代码. 北京：中国标准出版社，1996.

5. 林昭庚. 中西医病名对照. 北京：人民卫生出版社，2002.

6. 田金洲. 中国痴呆诊疗指南. 北京：人民卫生出版社，2012.

7. World Health Organisation. WHO International Standard Terminologies on Traditional Medicine in the Western Pacific Region. Manila：World Health Organisation，Western Pacific Region，2007.

8. Wiseman, N. English-Chinese Chinese-English dictionary of Chinese medicine. Changsha：Hunan Science and Technology Press，1996.

9. 李经纬，余瀛鳌，蔡景峰，等. 中医大辞典. 2版. 北京：人民卫生出版社，2005.

10. 陈辉. 实用中医脑病学. 北京：学苑出版社，1993.

11. 高福安. 实用中医老年内科病学. 合肥：安徽科学技术出版社，1995.

12. 周文泉，高普. 中医老年病临床研究. 北京：北京出版社，1995.

13. 许沛虎. 中医脑病学. 北京：中国医药科技出版社，1998.

14. 李求兵，梅嵘. 老年痴呆症的中西医诊断与治疗. 北京：中国医药科技出版社，1999.

15. 张登本. 中医神经精神病学. 北京：中国医药科技出版社，2000.

16. 张晋. 实用中医老年学. 北京：人民军医出版社，2000.

17. 李勇，谢冬梅. 古今中医脑病辨治精要. 北京：人民军医出版社，2007.

18. Flaws B, Lake J. Chinese Medical Psychiatry：A Textbook and Clinical Manual, second edition. Boulder：Blue Poppy Press，2003.

19. 盛树力. 老年痴呆及相关疾病. 北京：科学技术文献出版社，2006.

20. May BH, Lu YB, Lu CJ, et al. The systematic assessment of traditional evidence from the premodern Chinese medicinal literature：a text-mining approach. J Altern Complement Med，2015，20（12）：937-942.

21. 江苏新医学院. 中药大辞典. 上海：上海科学技术出版社，1986.

22. May BH, Lu YB, Lu CJ, et al. Chinese herbs for memory disorders：a review and systematic analysis of classical herbal literature. J Acupunct and Merid Studies，2013，6（11）：2-11.

第四章 临床研究证据评价方法

导语：本章介绍了阿尔茨海默病现代中医临床研究的检索与评价方法及过程。通过对数据库进行全面的检索，根据入选标准进行筛选，再评价纳入研究的方法学质量，最后通过研究结果汇总以评价不同中医干预措施的疗效。

众多的现代临床研究对中医药治疗痴呆，尤其是阿尔茨海默病（AD）的疗效进行了报道和评价。我们将在下列章节中对中医疗法治疗 AD 的临床试验证据进行评价，即采用系统评价及 meta 分析的方法评价随机对照试验（RCTs）、非随机对照试验（CCTs）；使用描述性统计方法评估无对照研究（NCS）的中医干预措施的有效性与安全性。干预措施类型包括：

- 第五章中草药
- 第七章针刺与相关疗法
- 第八章其他中医疗法
- 第九章中医综合疗法，如中药联合针刺等。

由专门的工作小组完成文献检索和质量评价，分别对 RCTs、CCTs、NCS 进行评价，按步骤对 RCTs 和 CCTs 进行 meta 分析。由于 meta 分析研究方法不适用于 NCS，故仅对 NCS 的研究特征、干预措施和不良事件等进行了详细的阐述和总结。

在每章所附的参考文献中，每个纳入研究均以字母和数字的组合来表示。例如：中草药研究中用 H 表示，如 H1，H2，H3……；针刺及相关研究用 A 表示，如 A1，A2，A3……；中医其他疗法用 O 表示，如 O1，O2，O3……；中医综合疗法用 C 表示，如 C1，C2，C3……。

一、检索策略

为了全面检索所有中医药干预措施治疗 AD 的临床研究,我们在图书情报专业人员的协助下,参考 Cochrane 系统评价手册中的方法[1]全面检索中英文数据库。英文数据库包括 PubMed、Embase、CINAHL、CENTRAL(Cochrane 图书馆)、AMED;中文数据库包括中国生物医学文献数据库(CBM)、中国知网(CNKI)、维普中文生物医学期刊(CQVIP)和万方医学网。检索数据库自收录起始时间至 2014 年 5 月止的文献,未设任何限定条件,主题词及关键词(如适用)均作为检索词进行检索。检索词分类如下:

1. 疾病(痴呆、阿尔茨海默病及同义词)。

2. 干预措施　中医药疗法。

3. 研究类型　如 meta 分析、RCT、CCT、NCS 等。

以上 3 类检索词之间用"AND"运算符(或不同数据库中相同意义的运算符号)连接,并在每个数据库中各生成以下 9 种检索式:

1. 中药治疗 AD 的综述。

2. 中药治疗 AD 的 RCT 或 CCT。

3. 中药治疗 AD 的 NCS。

4. 针刺及相关疗法治疗 AD 的综述。

5. 针刺及相关疗法治疗 AD 的 RCT 或 CCT。

6. 针刺及相关疗法治疗 AD 的 NCS。

7. 其他中医疗法治疗 AD 的综述。

8. 其他中医疗法治疗 AD 的 RCT 或 CCT。

9. 其他中医疗法治疗 AD 的 NCS。

此外,中医综合疗法也包含于上述检索之内。

除电子数据库,我们还查阅了系统评价和纳入研究的参考文献部分,检索澳大利亚新西兰临床试验注册中心(ANZCTR)、中国临床试验注册中心(ChiCTR)、欧盟临床试验注册中心(EU-CTR)、美国临床试验注册网站(ClinicalTrials.gov)等临床试验注册中心,明确试验进展情况(正在进行或已完成),并在必要时联系试验研究人员以获取相关信息。

二、文献纳入标准

（一）研究类型

无论是前瞻性的随机 / 非随机对照研究（包括平行对照试验和交叉试验）或无对照试验研究（包括队列研究和病例系列研究），只要采用中医药作为干预措施，并符合以下纳入标准，即可纳入。

（二）研究对象

根据以下诊断标准或指南被诊断为是 / 可能是 AD 者，或者符合特定的 AD 诊断标准者：

1. ICD-10 中关于 AD 的诊断标准。

2. 美国精神病学会制定的《精神障碍诊断和统计手册》（DSM 各版）中关于 AD 的诊断标准。

3. 美国国立神经病、语言交流障碍和卒中研究所——老年性痴呆及相关疾病学会（NINCDS-ADRDA）中关于 AD 的诊断标准。

4. 中国精神疾病分类老年性痴呆诊断标准（CCMD）中关于 AD 的诊断标准。

5. 其他可供参考的特定诊断 AD 的指南。

在满足上述诊断标准的基础上，可根据研究中提供的以下信息做进一步纳入或排除，纳入患者归属于为"可能是 AD"：

1. Hachinski 缺血评分（HIS）≥ 7 分者（提示血管性痴呆可能性大），应排除。

2. HIS 评分 ≤ 4 分时（提示 AD 可能性大），可纳入。

3. 当 HIS 评分为 5 分或 6 分时，其分数的诊断效应会降低[2]，此时则参考其他诊断标准和条件来判断是否纳入。

4. 影像学检查提示纳入的患者患有脑梗死，予以排除；若纳入的患者影像学仅提示脑萎缩，则可纳入。

（三）干预措施

纳入研究的干预措施包含以下的中医干预措施类型（表 4-1）：

1. 中草药　给药途径包括口服、静脉用药、局部给药等。

2. 针刺　包括传统针刺、电针、耳针、激光治疗、埋线疗法、穴位敷贴疗法等。

3. 灸法　直接或间接使用各种热源进行治疗者。

4. 手法治疗　推拿或按摩等。

5. 其他中医类疗法　如太极和食疗等。

联合疗法为治疗组中联合使用了2种或2种以上不同的中医干预措施。

表 4-1　纳入证据评价的中医疗法

类型	纳入的干预措施
中草药	口服、静脉用药、局部用药等
针灸及相关疗法	针刺、耳针、电针、头皮针、艾灸、穴位按压、穴位贴敷等
其他中医药疗法	推拿、按摩、太极、食疗、中医心理干预等
中医联合疗法	两种或以上不同的中医药干预联合使用:中药口服联合针刺,中药口服联合太极,食疗联合灸法等

（四）对照措施

对照试验（RCT、CCT）中的对照措施包括公认的阳性对照药和非阳性对照药,具体如下:

1. 无治疗,支持性护理,安慰剂。

2. 常规治疗（如药物治疗、针对 AD 的心理干预或其他非药物治疗）。

注意:治疗组和对照组同时接受针对基础疾病的用药（如降压、降糖、抗血小板聚集等）可认为是基础治疗,不作为对照措施进行比较。

（五）病例来源

门诊部、住院部、敬老院、社区或患者家庭。

三、文献排除标准

（一）研究类型

回顾性研究、流行病学研究,或出现以下情况的对照研究:

1. 干预措施和对照措施均为中医药疗法。

2. 中医药联合其他中医药疗法 *vs* 中医药疗法。

3. 中医药联合西药疗法 *vs* 中医药疗法。

（二）研究对象

1. 其他类型的痴呆（如血管性痴呆）、轻度认知功能障碍或其他疾病如帕金森病、卒中后遗症合并 AD 者。

2. 如果出现以下情况对 AD 的诊断描述，需排除。例如：

（1）研究仅提到纳入以 DSM 标准诊断的老年性痴呆患者，但没有进一步的说明参考文献或明确指出全部为 AD 患者；或根据纳入 / 排除标准不能排除含有可能为血管性痴呆的患者。

（2）部分中文研究将 AD 翻译为老年性痴呆，但在纳入 / 排除标准中未明确说明为 AD 患者。

（三）干预措施

1. 中药合成化合物及有效成分提取物、顺势疗法制剂、营养补充剂、未在中医药中使用过的植物药。

2. 银杏叶提取物（例如 Egb 761）被认为并非典型的中药，而且早期一系列关于银杏叶提取物的 meta 分析已经发表 [3]，因此本次研究排除了以银杏叶提取物作为干预措施的研究。但是，如果研究是以银杏种子（白果）或银杏叶作为一味中药出现在处方中时，则可纳入。

（四）对照措施（针对 RCT、CCT 类型的研究）

1. 对照组未采用中国或其他国家治疗 AD 的常规药物。

2. 对照措施采用中医药疗法、中成药或银杏叶提取物。

四、疗效评价指标

主要结局指标：研究至少报告了一项以下预先设定的国际公认的神经心理学测量量表（表 4-2）。

1. 简易精神状态检查量表（Mini-Mental State Examination, MMSE）

MMSE 涵盖了 11 个维度，共 20 个问题，由专业评价人员完成 [4]。它本身是一个诊断工具[5]，但由于对认知功能的变化敏感，故常被用来判断干预措施的有效性。MMSE 量表的满分为 30 分，得分 ≥ 27 分为认知功能正常，但该评分常常受到患者的年龄和教育程度影响，对于高龄和低教育程度者应适当降低评分标准[6]。

痴呆的严重程度根据评分来划分，NICE 指南提出：总分 21~26 为轻度痴呆；10~20 分为中度痴呆；低于 10 分为重度痴呆[4,7,8]。

2. 长谷川痴呆量表（Hasegawa Dementia Scale，HDS；Hasegawa Dementia Scale Revised，HDS-R）

1974 年，日本学者长谷川和夫创制了老年痴呆检查量表（HDS），如今已和 MMSE 等共同成为当今世界上使用最为广泛的老年痴呆初筛工具之一，它的主要用途是用于群体的老年人调查。基于 HDS 是在日本民族社会文化背景基础上编制的，故在一定程度上更适合于我国等东方民族的老年人群使用。改良的长谷川痴呆量表（HDS-R）与 MMSE 一样，总分为 30 分，得分越低病情越重。痴呆与正常的划分点为 20/21 分，HDS-R 得分高低与 MMSE 的分数有高度的相关性[9,10]。

3. 阿尔茨海默病评定量表 - 认知部分（Alzheimer's Disease Assessment Scale-Cognitive subscale，ADAS-Cog）

ADAS-Cog 是用来评价与痴呆相关的总体认知功能、行为、心理症状的量表，是 ADAS 量表的一部分，ADAS-Cog 包括 11 个功能条目，涵盖了记忆、定向、语言与操作等方面的检测条目，分值为 0 至 70 分，得分越低病情越轻[11,12]。ADAS-Cog 中文版在原量表基础上增加了"注意力"这一项目，总分为 75 分[13]。临床上通常将 6 个月内降低 4 分[14]或 3 分[15]作为治疗措施有意义的依据。

4. 蒙特利尔认知评估量表（Montreal Cognitive Assessment Scale，MoCA）

MoCA 包含了注意力、执行功能、记忆、语言、视空间结构技能、抽象思维、计算和定向等 8 个认知领域的 11 个检查条目。常用于轻度认知功能障碍的筛查，该量表总分为 30 分，其中 26 分以上代表认知功能正常[16]。

5. 认知功能筛查量表（Cognitive Capacity Screening Examination，CCSE）

CCSE 是一种类似于 MMSE 量表的检查工具，总分为 30 分，高于 27 分代表认知功能正常[17-19]。

6. 韦氏成人记忆量表（Wechsler Adult Memory Scale，WMS）

WMS 是评估各种记忆能力和工作记忆的成套测验。量表评分同韦氏成人智力量表，根据每一分测验的粗分（原始分）查得量表分，根据量表总分，结合被试的年龄，换成记忆商（MQ）来判断患者的记忆功能情况 [20, 21]。

7. 临床痴呆评定量表（Clinical Dementia Rating Scale，CDR）

CDR 是评价痴呆整体情况的量表，通过从 6 个方面（记忆力、定向力、判断和解决问题的能力、社会事务、家庭生活与业余爱好、自我照顾情况）采访患者或照顾者来判断病情严重程度。其中，每个域的评分由 0~3 分不等：0 表示正常；0.5 表示可能存在损害；1 表示轻度损害；2 表示中度损害；3 表示重度损害 [22, 23]。

8. 全面衰退量表（Global Deterioration Scale，GDS）

GDS 是通过医生对患者或护理人员进行访谈，以了解痴呆恶化的阶段。共分为 7 期，即从正常（无认知下降）（第 1 期）到极严重的认知功能下降（第 7 期），内容涉及以下几个方面：记忆（即刻记忆，近期记忆和远期记忆）、人格和情绪化、日常生活能力、定向力 [22-24]。

9. Blessed 痴呆量表（Blessed Dementia Scale，BDS）

BDS 或 Blessed 痴呆评估量表（BDRS）是通过对照顾者进行访问以了解患者的认知功能和日常生活能力。最初的版本由两个独立部分构成：第一部分包括日常生活能力（8 分）和生活习惯（9 分）和个性、爱好、开车习惯改变（11 分）共 22 个条目，最高分为 28 分（得分越高病情越重）；第二部分包括信息处理能力（15 分）、记忆力（16 分）、注意力（6 分）共计 37 分（得分越高病情越轻）[25]。然而，多数研究只采用了该量表的第一部分（即 22 个条目，共计 28 分）[26]，即 Blessed 行为量表（BBhs，BBS）[27]。在中国，该量表有多个版本被广泛使用或改良，但均基于 22 项条目版本，虽然它们采用了不同的评分体系，如 36 分、50 分 [28, 29] 及前面提到的 28 分，但所有版本都以得分越高病情越重为评判标准。

10. 日常生活能力量表（Activities of Daily Living，ADL）

日常生活能力量表（ADL）是用来评价患者行走、穿衣等自理能力的工具，可通过直接观察患者活动或询问护理者来完成评价 [20]。最初的 ADL 版本是由 Lawton 和 Brody 于 1969 年编写,量表主要包括躯体生活自理量表(PSMS)和工具性日常生活活动能力量表(IADL)两部分,共 14 项[30]。目前国际上使用的 ADL 版本已达到 40 余种,国内现主要采用 20 项的修订版本[31],与 14 项的 ADL 版本一样,它们的得分趋势是分数越低提示病情越轻(即低分优效型)。而 Barthel 指数(BI)则不同,它的得分越高则提示病情越轻[32]。

11. 社会功能活动问卷(Functional Activities Questionnaire,FAQ)

FAQ 是属于评定日常生活活动能力的量表,涵盖了需要复杂认知功能参与的社会性活动,共 10 个方面,与认知功能的水平显著相关,得分越高病情越重,总分 30 分[33]。

12. 神经精神问卷(Neuropsychiatric Inventory,NPI)

在痴呆的临床试验中,NPI 常被用来评价患者的行为精神症状(BPSD),该问卷原始版本涵盖 10 个领域[34],后被扩展至 12 个领域,形成了目前最常用的版本,包括:A:妄想;B:幻觉;C:激越 / 攻击;D:抑郁 / 心境恶劣;E:焦虑;F:情感高涨 / 欣快;G:感情淡漠 / 漠不关心;H:脱抑制;I:易激惹 / 情绪不稳;J:异常运动行为;K:睡眠 / 夜间行为障碍;L:食欲和进食障碍[35],只有询问熟知患者白天和夜间行为活动的护理者才能做出合理判断。每个领域的评分是通过症状的发作频率乘以严重程度来推算的,然后将 12 个领域的分值相加得出总分,得分越高,痴呆精神行为症状(BPSD)越重,其中,NPI-12 最高分为 144 分[36],该量表的其他版本还包括照顾者困扰量表(NPI-D)[37]、神经精神量表 - 家庭护理版(NPI-NH)[38]、还有供临床使用的简洁版神经精神调查问卷(NPI-Q)[39]。

13. ADAS 非认知部分(Alzheimer's Disease Assessment Scale-Noncognitive Component,ADAS-noncog)

ADAS-noncog 包括 10 个条目:专注力、运动障碍(震颤,起步和坐立不安)、食欲改变、情绪障碍(易哭和抑郁情绪)、行为障碍(无法合作)、精神症状(幻觉和妄想)。医生通过访问照顾者或直接观察患者精神行为症状来完成评价,每个条目评分为 0~5 分,评分越高病情越重,分数范围为 0~50 分[40]。

14. 阿尔茨海默病病理行为评定量表(Behavioral Pathology in Alzheimer's Disease Rating Scale,BEHAVE-AD)

BEHAVE-AD 的症状部分包括 7 类,共 25 项症状:偏执和妄想(7 项)、幻觉（5 项）、活动异常（3 项）、攻击（3 项）、昼夜节律紊乱（1 项）、情感障碍（2 项）、焦虑和恐惧（4 项）。通过对熟知患者情况的照顾者或知情者进行访谈，或简单的观察患者 BPSD 症状来判断，该量表分数范围为 0~75 分，得分越高代表病情越重[40,41]。

15. 康奈尔痴呆抑郁量表（Cornell Scale for Depression in Dementia，CSDD）

CSDD 量表由 19 个条目构成，医生对痴呆患者和照顾者或了解患者病情的人员分别进行 2 个独立的访谈来完成量表评估，最终得分基于医生的临床印象。每个条目 0~2 分不等，得分越高抑郁症状越重，18 分以上可确诊抑郁[42]。

16. 汉密顿抑郁量表（Hamilton Depression Scale，HAMD，HDRS）

HAMD 是供医生评价患者抑郁严重程度的量表，常用版本由 17 个条目构成，总分为 50 分，得分越高抑郁程度越重[43]。

17. Cohen-Mansfield 激越问卷（Cohen-Mansfield Agitation Inventory，CMAI）

CMAI 包括 29 个条目，涵盖了躯体性攻击行为、躯体性非攻击行为、言语性激越行为等方面，由照顾者根据近两周来症状发生频率进行评价，1= 从不发生，7=1 小时发生几次，得分越高患者激越情绪越高[44]。另有简易版 CMAI 供临床医生使用[45]。

表 4-2   拟纳入的疗效评价指标

结局指标分类	结局指标	单位；分数与病情关系
认知功能	简易精神状态检查量表（MMSE）	总分 30 分，得分越高提示病情越轻
	长谷川痴呆量表（HDS，HDS-R）	总分 30 分，得分越高提示病情越轻
	ADAS 认知部分（ADAS-Cog）	11 个条目，总分 70 分，得分越低提示病情越轻
	蒙特利尔认知评估量表（MoCA）	总分 30 分，得分越高提示病情越轻

续表

结局指标分类	结局指标	单位；分数与病情关系
整体功能	认知功能筛查量表（CCSE）	总分30分，得分越高提示病情越轻
	记忆商数（MQ）	总分100分，得分越高提示病情越轻
	临床痴呆评定量表（CDR）	总分3分，得分越低提示病情越轻
	全面衰退量表（GDS）	7个阶段，所处阶段越低提示病情越轻
	Blessed 行为量表（BBS）	22个条目，得分越低提示病情越轻
日常生活能力量表（ADL）	Barthel 指数（BI）	总分100分，得分越高提示病情越轻
	ADL 量表其他版本	总分因版本而异，多数版本得分越低提示病情越轻
	社会功能活动问卷（FAQ）	总分30分，得分越低提示患者独立性越强
精神行为症状量表（BPSD）	神经精神问卷（NPI）	总分144分（NPI-12），得分越低提示病情越轻
	ADAS 非认知部分（ADAS-noncog）	总分50分，得分越低提示病情越轻
	阿尔茨海默病病理行为评定量表（BEHAVE-AD）	总分75分，得分越低提示病情越轻
	康奈尔痴呆抑郁量表（CSDD）	19个条目，得分越低提示病情越轻
	汉密尔顿抑郁量表（HAMD，HDRS）	17个条目，最高分50分，得分越低提示病情越轻
	Cohen-Mansfield 激越问卷（CMAI）	29个条目，得分越低提示病情越轻
不良事件（AE）	纳入研究中报道的不良事件	在各组中报道的不良事件数及类型

　　上述列表并非涵盖了所有临床常用的痴呆量表，本章将不对每一量表及版本做详细描述，具体可见后述章节。除了量表之外，临床研究中也常用影像学检查、血液流变学变化等作为痴呆结局指标，但这些指标不纳入 meta 分析。

五、偏倚风险评估

偏倚是导致研究结果偏离真实值的现象,存在于临床试验的每个阶段,主要分为五种:选择性偏倚、实施偏倚、减员偏倚(attrition bias,Cochrane Handbook 5.1.0 指因病例剔除或失访导致的结局数据不完整而发生的偏倚,部分专著译为随访偏倚、失访偏倚、损耗偏倚)、测量偏倚和报告偏倚。我们采用 Cochrane 协作网偏倚风险评估工具对随机对照试验进行方法学质量评价[1],该评价分为几个部分:随机序列生成、分配方案隐藏、受试者设盲、研究人员设盲、结局评价者设盲、不完全结局数据和选择性报告。每个部分根据偏倚风险评估工具的评价标准做出"低风险""高风险""不清楚"的判断。其中,低风险代表存在偏倚的可能性很小;高风险则代表存在明显的偏倚可严重削弱我们对研究结果的信心;不清楚表示根据研究提供的信息,不能判断是否存在潜在偏倚,结果可能令人怀疑。偏倚风险评估分别由两名研究人员独立评价,不一致处通过讨论或咨询第三方解决。偏倚风险评估内容具体包括以下六个方面:

1. 随机序列的产生

详细描述随机分配序列产生的方法,以便评估不同分配组之间是否具有可比性。低风险包括随机时使用随机数字表、计算机统计软件产生随机数字等;高风险则指以奇数 / 偶数,甚至生日或入院日期等非随机序列进行分组。

2. 分配方案的隐藏

详细描述隐藏随机分配方案的方法,确定干预措施的分配方法在纳入时或研究期间是否被预知。低风险包括中央随机化,密封信封等;高风险包括根据开放的随机序列或出生日期进行分组等。

3. 对受试者和试验人员实施盲法

描述所有对受试者和试验人员施盲的方法,此外,必须判断研究提供的盲法细节的有效性。若从细节中可确定对受试者和试验人员实施了盲法,则判断为低风险;若未设置盲法或盲法设置不当,则判为高风险。

4. 对结局评价者设盲

描述所有对结局评价者施盲的方法,此外,必须判断研究提供的盲法细节的有效性。若从细节中可确定对结局评价者实施了盲法,则判断为低风险;若未设置盲法或盲法设置不当,则判为高风险。

5. 不完全结局数据

描述每个主要结局指标结果数据的完整性,包括失访、排除分析的数据以及相关的原因。若无缺失数据、缺失数据原因与真实结局不相关、组间缺失均衡或原因相似,则判为低风险;若为不明原因的数据缺失则判为高风险。

6. 选择性结局报告

参考研究计划或报告中预先设定的结局指标。如果文章报告了研究方案中设定的结局指标,或报告了所有预先设定的结局指标,则被评为低风险;若没有完整报告研究方案中预先设定的结局指标,或一个 / 多个主要结局指标不是按预先设定的方案报告,则被评为高风险。

六、数据分析

采用描述性统计方法对纳入研究的中医证候、中药方剂、单味药、穴位的频率进行分析。如果有两篇以上研究报告了中医证候,我们则进行频率分析;若两篇以上研究报告了中药方剂及单味药,我们则分析使用频率最高的前 20 种方剂及单味药;若两篇以上研究报告了具体穴位,我们则分析出使用频率最高的 10 个穴位(如果达到 10 个的话)。由于数据来源有限,本章节报告的单一中医证候或单个穴位的使用情况仅为读者提供参考。

统计术语将用表格中描述(表 4-3)。在具有足够数量可比性研究的前提下,采用 RevMan V.5.3 软件,对中医治疗措施与对照措施在治疗后(EoT)的结局数据进行 meta 分析。

二分类变量以相对危险度(RR)的 95% 可信区间(CI)表示,连续性变量以均数差(MD)或标准化均数差(SMD)的 95% 可信区间(CI)表示。所有纳入研究采用随机效应模型进行分析,这样可为组间差异提供一个相对保守的估计,对存在异质性的数据进行统计学处理。使用 I^2 统计法进行异质性检验。I^2 大于 50% 则表明异质性高[1]。

为了探索潜在异质性来源,我们对随机序列产生为低风险的研究进行了

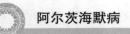

敏感性分析。此外,如果条件允许,还将对对照药物、疗程、纳入患者病情严重程度等进行亚组分析。

七、GRADE 评价

采用 GRADE(The Grading of Recommendations Assessment, Development and Evaluation)的证据评价方法来评估 AD 重要结局指标的证据质量。GRADE 评价结果以证据总结表(Summary of Findings, SOF)的形式呈现。

成立由系统评价专业人员、中医临床医师、中西医结合医师、西医临床医师、方法学家和统计学家等组成的专家小组来评价证据质量,评估内容的组成来自于治疗组重要的干预措施(例如:中药、针灸)、规范的对照措施、重要的结局指标等。结局指标的证据质量主要通过 GRADE 方法评价研究中是否存在如下 5 个方面的问题[46]:

1. 研究设计的局限性(偏倚风险评估)。

2. 结果的不一致性(难以解释的异质性)。

3. 证据的间接性(包括研究间的干预措施、人群、对照措施、预期结局是否存在间接性)。

4. 不精确性(结果的不确定性)。

5. 发表偏倚(选择性发表偏倚)。

上述因素如果有一个出现,则会降低结局指标证据质量相应的等级。此外,GRADE 评价法还有 3 个增加对效应把握度的升级因素,即:很大的效应量、存在剂量 - 效应关系、可能的混杂因素的效果,但它们多用于观察性研究,例如:队列研究、病例 - 对照研究、自身前后对照研究、时间序列研究等。由于本文仅纳入了 RCT 研究,因此无须评价这些升级因素。

我们采用了 GRADE 系统,基于可获得的文献证据对 AD 的关键和重要的结局的证据强度和结果进行了汇总。从上述五个方面来评价每一结局的证据质量。由于不同国家和地区的中医临床实践实际情况存在较大差异,因此,汇总表不包含推荐治疗方案。读者可根据当地医疗情况对证据进行解读和应用。GRADE 证据质量等级分为四级[46]:

64

1．高质量 我们非常确信真实的效应值接近估计值。

2．中等质量 我们对效应估计值有中等程度的信心：真实值有可能接近估计值，但仍存在两者很不相同的可能性。

3．低质量 我们对效应估计值的确信程度有限：真实值可能与估计值大不相同。

4．极低质量 我们对效应估计值几乎没有信心：真实值很可能与估计值大不相同。

参 考 文 献

1. Higgins JPT, Green S. Cochrane Handbook for Systematic Reviews of Interventions Version 5. 1. 0: The Cochrane Collaboration, 2011.

2. Moroney JT, Bagiella E, Desmond DW, et al. Meta-analysis of the Hachinski ischemic score in pathologically verified dementias. Neurology, 1997, 49(4): 1096-1105.

3. Birks J, Grimley-Evans J. Ginkgo biloba for cognitive impairment and dementia. Cochrane Db Syst Rev, 2009, (1): CD003120.

4. Larner AJ. Cognitive Screening Instruments: A Practical Approach. Heidelberg: Springer Dordrecht, 2013.

5. Folstein MF, Folstein SE, McHugh PR. Mini-mental state: a practical method for grading the cognitive state of patients for the clinician. Journal of Psychiatric Research, 1975, 12(3): 189-198.

6. Crum RM, Anthony JC, Bassett SS, et al. Population-based norms for the Mini-Mental State Examination by age and educational level. JAMA, 1993, 269(18): 2386-2391.

7. National Collaborating Centre for Mental Health. Dementia: A NICE – SCIE guideline on supporting people with dementia and their carers in health and social care. Leicester(UK): The British Psychological Society, 2007.

8. National Collaborating Centre for Mental Health. Dementia: supporting people with dementia and their carers in health and social care—NICE clinical guideline 42(2014 update). National Institute for Health and Clinical Excellence, 2014.

9. Imai Y, Hasegawa K. The revised Hasegawa Dementia Scale(HDS-R)—evaluation of its usefulness as a screening test for dementia. J Hong Kong Coll Psychiatr, 1994, 4(2): 20-24.

10. Jeong JW, Kim KW, Lee DY, et al. A normative study of the Revised Hasegawa Dementia Scale: comparison of demographic influences between the Revised Hasegawa Dementia Scale

and the Mini-Mental Status Examination. Dement Geriatr Cogn Disord, 2007, 24(4): 288-293.

11. Mohs RC, Knopman D, Petersen RC, et al. Development of cognitive instruments for use in clinical trials of antidementia drugs: additions to the Alzheimer's disease assessment scale that broaden its scope. Alz Dis Assoc Dis, 1997, 11: S13-S21.

12. Mohs RC, Rosen WG, Davis KL. The Alzheimer's disease assessment scale: an instrument for assessing treatment efficacy. Psychopharmacol Bull, 1983, 19(3): 448-450.

13. Chu LW, Chiu KC, Hui SL, et al. The reliability and validity of the Alzheimer's Disease Assessment Scale Cognitive Subscale (ADAS-Cog) among the elderly Chinese in Hong Kong. Ann Acad Med Singapore, 2000, 29: 474-485.

14. Rockwood K, Fay S, Gorman M, et al. The clinical meaningfulness of ADAS-Cog changes in Alzheimer's disease patients treated with donepezil in an open-label trial. BMC neurology, 2007, 7: 26.

15. Schrag A, Schott JM, Initia ADN. What is the clinically relevant change on the ADAS-Cog? J Neurol Neurosur Ps, 2012, 83(2): 171-173.

16. Nasreddine ZS, Phillips NA, Bedirian V, et al. The Montreal Cognitive Assessment, MoCA: a brief screening tool for mild cognitive impairment. J Am Geriatr Soc, 2005, 53(4): 695-699.

17. Meyer JS, Li YS, Thornby J. Validating mini-mental status, cognitive capacity screening and Hamilton depression scales utilizing subjects with vascular headaches. Int J Geriatr Psychiatry, 2001, 16(4): 430-435.

18. Jacobs JW, Bernhard MR, Delgado A, et al. Screening for organic mental syndromes in the medically ill. Annals of Internal Medicine, 1977, 86(1): 40-46.

19. Kaufman DM, Weinberger M, Strain JJ, et al. Detection of cognitive deficits by a brief mental status examination: the Cognitive Capacity Screening Examination, a reappraisal and a review. General hospital psychiatry, 1979, 1(3): 247-255.

20. Lezak MD. Neuropsychological assessment. Oxford: Oxford University Press, 2012.

21. Wechsler D. A standardized memory scale for clinical use. The Journal of Psychology, 1945, 19: 87-95.

22. Burns A, Lawlor B, Craig S. Assessment Scales in Old Age Psychiatry. 2nd ed. London: Martin Dunitz, 2004.

23. Reisberg B. Global measures: utility in defining and measuring treatment response in dementia. International Psychogeriatrics, 2007, 19(3): 421-456.

24. Morris JC. The Clinical Dementia Rating (CDR): current version and scoring rules. Neurology, 1993, 43(11): 2412-2414.

25. Blessed G, Tomlinson BF, Roth M. The association between quantitative measures of dementia and of senile change in the cerebral grey matter of elderly subjects. British Journal of Psychiatry, 1968, 114: 797-811.

26. Yang YH, Lai CL, Lin RT, et al. Cut-off values of blessed dementia rating scale and its clinical application in elderly Taiwanese. Kaohsiung J Med Sci, 2006, 22(8): 377-384.

27. Kurita A, Blass JP, Nolan KA, et al. Relationship between cognitive status and behavioral symptoms in Alzheimer's disease and mixed dementia. J Am Geriatr Soc, 1993, 41(7): 732-736.

28. 高素荣, 袁锦楣. 痴呆诊疗学. 北京: 科学技术出版社, 1998.

29. 王刚. 痴呆及认知障碍神经心理测评量表手册. 北京: 科学出版社, 2014.

30. Lawton MP, Brody EM. Assessment of older people: self-maintaining and instrumental activities of daily living. The Gerontologist, 1969, 9: 179-186.

31. 何燕玲, 瞿光亚, 熊祥玉, 等. 老人日常生活活动能力的评定. 上海精神卫生, 1989, 7 (3): 124-126.

32. Mahoney FI, Barthel DW. Functional evaluation: The Barthel Index. Maryland Stata Medical Journal, 1965, 14: 61-65.

33. Pfeffer RI, Kurosaki TT, Harrah CH, et al. Measurement of functional activities in older adults in the community. Journal of gerontology, 1982, 37(3): 323-329.

34. Cummings JL, Mega M, Gray K, et al. The Neuropsychiatric Inventory: comprehensive assessment of psychopathology in dementia. Neurology, 1994, 44(12): 2308-2314.

35. Cummings JL. The Neuropsychiatric Inventory: assessing psychopathology in dementia patients. Neurology, 1997, 48(5 Suppl 6): S10-6.

36. Connor DJ, Sabbagh MN, Cummings JL. Comment on administration and scoring of the Neuropsychiatric Inventory in clinical trials. Alzheimers Dement, 2008, 4(6): 390-394.

37. Kaufer DI, Cummings JL, Christine D, et al. Assessing the impact of neuropsychiatric symptoms in Alzheimer's disease: the Neuropsychiatric Inventory Caregiver Distress Scale. J Am Geriatr Soc, 1998, 46(2): 210-215.

38. Wood S, Cummings JL, Hsu MA, et al. The use of the neuropsychiatric inventory in nursing home residents—characterization and measurement. Am J Geriat Psychiat, 2000, 8(1): 75-83.

39. Kaufer DI, Cummings JL, Ketchel P, et al. Validation of the NPI-Q, a brief clinical form of the Neuropsychiatric Inventory. J Neuropsychiatry Clin Neurosci, 2000, 12(2): 233-239.

40. Rush AJ, First MB, Blacker D. Handbook of psychiatric measures 2ed. Washington, DC: American Psychiatric Pub, 2008.

41. Reisberg B, Borenstein J, Salob SP, et al. Behavioral symptoms in Alzheimer's disease—phenomenology and treatment. J Clin Psychiat, 1987, 48: 9-15.

42. Alexopoulos GS, Abrams RC, Young RC, et al. Cornell Scale for Depression in Dementia. Biological Psychiatry, 1988, 23(3): 271-284.

43. Hamilton M. A rating scale for depression. J Neurol Neurosurg Psychiatry, 1960, 23(1): 56-62.

44. Cohen-Mansfield J, Marx MS, Rosenthal AS. A description of agitation in a nursing home. Journal of Gerontology, 1989, 44(3): M77-84.

45. Werner P, Cohen-Mansfield J, Koroknay V, et al. The impact of a restraint-reduction program on nursing home residents. Geriatr Nurs, 1994, 15(3): 142-146.

46. Schunemann H, Brozek J, Guyatt G, et al. GRADE handbook for grading quality of evidence and strength of recommendations: The GRADE Working Group. 2013 [2016-06]. http: //www. guidelinedevelopment. org/handbook.

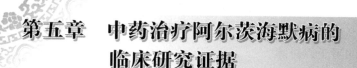

第五章　中药治疗阿尔茨海默病的
临床研究证据

导语：本章对现有中药治疗阿尔茨海默病临床研究文献的证据进行总结和分析。综合检索九大中英文数据库后，最终纳入 110 项随机对照试验、8 项非随机对照试验和 19 项无对照研究，对其中随机对照试验和非随机对照试验进行系统评价和 meta 分析，对无对照研究进行了描述性分析，并对重要的临床证据质量进行 GRADE 评价，从而探讨中药治疗阿尔茨海默病的疗效和安全性。

中药（Chinese herb medicine，CHM）作为中医治疗阿尔茨海默病（AD）的主要干预措施，在临床实践中得到了广泛的应用。目前，众多的临床试验对中药治疗 AD 疗效进行了观察和评价。中药干预措施通常指由植物、动物或矿物性药组成的处方，也包括某些单味中药。所有药味具体信息可通过《中药大辞典》等进行详细查询[1,2]。中药剂型种类繁多，例如：汤剂、萃取液、丸剂、胶囊、颗粒剂、粉剂、注射剂或外用剂型等。包含中药疗法的中医综合疗法临床研究将在第九章进行详细介绍。

一、现有系统评价证据

现已发表相关方面的系统评价有中药治疗 AD[3]、中药治疗痴呆[4]、单味药治疗痴呆 [5,6]、抑肝散治疗痴呆 [7]、补肾中药治疗 AD[8] 等。此外，许多综述还总结了某些单味中药如假马齿苋（婆罗米）[9,10]、人参 [11]、银杏叶提取物 [12-15] 或植物提取物合成化合物石杉碱甲 [16] 治疗 AD 的疗效。

本章将重点评价传统的中国中草药，对非传统中草药如假马齿苋（印度草医学中应用）等将不作赘述。此外，本章将排除中草药提取物制剂如银杏叶提取物 EGb 761 和植物提取物合成化合物石杉碱甲，但若石杉碱甲作为对照措施出现则可纳入该研究。本章所有纳入研究需明确诊断患者为 AD，其他类型痴呆或诊断不明者予以排除。

二、临床研究文献筛选

中英文数据库共检索出 21000 多篇文献，移除重复文献及初步筛选后，对 2085 篇文献进行了全文浏览。按照预先制定的纳入 / 排除标准进行筛选，最终纳入 137 项临床研究：110 项随机对照试验（RCTs）、8 项非随机对照试验（CCTs）、19 项无对照研究（NCS）来共同评价中药治疗 AD 的疗效及其安全性。

中药类研究筛选流程见图 5-1。

三、口服中药类临床研究

137 项口服中药类临床研究的剂型包括口服汤剂、片剂、胶囊、颗粒剂等。我们将按照研究类型的不同，对口服中药类临床研究的结果分别进行分析和报告。其中包括 110 项 RCTs（见参考文献 H1-110）、8 项 CCTs（见参考文献 H111-118）和 19 项 NCS（见参考文献 H119-H137）。

（一）口服中药类的随机对照试验

1. 基本特征

110 项 RCTs 分别有来自中国（n=94）、日本（n=8）、韩国（n=4）及其他国家（n=4）研究团队，共纳入患者 8146 人。疗程从 1 个月到 1 年不等，为方便统计，疗程单位统一以周（wks）来进行描述及统计分析。

共有 32 项 RCTs 对纳入的 AD 患者中医辨证分型进行了报道，常见的中医证型主要为以下几种：

- 气滞血瘀（n=9）
- 肾精亏虚 / 肾虚（n=9）
- 痰浊阻窍（n=9）

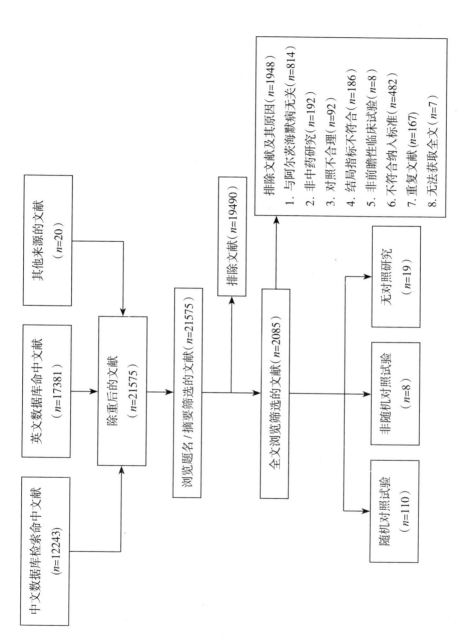

图 5-1　中药类研究筛选流程图

- 髓海不足（$n=8$）
- 脾肾两虚（$n=4$）
- 肝肾亏虚（$n=4$）

大部分 RCTs 的口服中药多采用自拟方作为干预措施。有 6 项研究未对使用的中药方进行命名。最常用的中药汤剂 / 中成药为：益智健脑颗粒（$n=6$）、复方海蛇胶囊（$n=4$）、抑肝散（$n=3$）、人参制剂（$n=3$）。下表为纳入的口服中药类 RCT 中常用的中药方剂 / 中成药（表 5-1）。

表 5-1　口服中药类随机对照试验常用方剂

方剂名称	研究数量	主要成分（纳入研究）
益智健脑颗粒	6	淫羊藿、锁阳、川续断、刺五加、柏子仁、水蛭、田七（H16，H18，H33，H41，H67，H102）
复方海蛇胶囊	4	海蛇、海参、远志、石菖蒲（H13，H17，H29，H57）
抑肝散（Yokukansan）	3	钩藤、当归、茯苓、柴胡、川芎、白术、甘草（H65，H74，H93）
人参制剂	3	人参（H5，H89）或者红参（H88）
通窍活血汤加减	3	麝香、桃仁、红花、赤芍、川芎、葱白、生姜（H12，H32，H35）
归脾汤加减[1]	2	当归、龙眼肉、远志、木香、酸枣仁、黄芪、白术、人参、炙甘草、干姜、大枣、茯苓（H4，H32）
调心方（又名：参桂健脑液）	2	党参、石菖蒲、远志、桂枝、龙骨、甘草、白芍（H15，H23）
补肾方	2	熟地黄、制首乌、山茱萸、淫羊藿、锁阳（H15，H23）
补肾益智颗粒	2	熟地黄、丹参、地龙、山茱萸、石菖蒲、远志、川芎、水蛭（H72，H77）
当归芍药散加减	2	当归、芍药、川芎、泽泻、白术、茯苓（H62，H63）
复智散	2	人参、石菖蒲、甘草、黄芩（H10，H97）
黄连解毒汤	2	黄连、黄芩、黄柏、栀子（H36，H80）
七福饮加减[1]	2	人参、白术、炙甘草、酸枣仁、远志、当归、熟地黄（H12，H35）
升黄益智颗粒	2	升麻、黄芪、人参、龟板（H8，H54）

续表

方剂名称	研究数量	主要成分（纳入研究）
洗心汤加减	2	人参、菖蒲、甘草、半夏、茯神、酸枣仁、神曲、陈皮、附子（H12, H35）
蛹虫草	2	蛹虫草（H50, H64）
藏药七十味珍珠丸	2	佐太、珍珠、藏红花、牛黄、安息香、降香、檀香等70余味藏药组成方（H43, H55）
知柏地黄汤/丸加减	2	知母、黄柏、熟地黄、山萸肉、山药、茯苓、泽泻、丹皮（H12, H71）
左归丸加减[1]	2	熟地黄、山萸肉、川牛膝、山药、枸杞子、菟丝子、鹿角霜、龟板（H22, H35）
姜黄制剂	2	姜黄（H3, H90）

[1]: 其方剂组成来源于《中医方剂大辞典》。

注意：某些中药的使用在一些国家受到限制，请读者根据实际情况进行选用。

　　口服中药类 RCTs 中常用的中药见表 5-2。45 项研究中使用了菖蒲，其中 39 项研究明确指出为石菖蒲；44 项研究中使用了地黄，其中 38 项研究明确指出为熟地黄；43 项研究中使用了茯苓；34 项研究中使用了远志；其他频率较高的单味药还包括甘草、人参、当归、川芎等。

表 5-2　口服中药类随机对照试验常用中药

中药名称	植物学名	研究数量
菖蒲（石菖蒲）	*Acorus* spp.（*A. tatarinowii* Schott）	45（39）
地黄（熟地）	*Rehmannia glutinosa* Libosch.	44（38）
茯苓	*Poria cocos*（Schw.）Wolf	43
远志	*Polygala tenuifolia* Willd.	34
甘草	*Glycyrrhiza* spp.	30
人参	*Panax ginseng* C. A. Mey.	27
川芎	*Ligusticum chuanxiong* Hort.	27
当归	*Angelica sinensis*（Oliv.）Diels	26

续表

中药名称	植物学名	研究数量
何首乌	*Polygonum multiflorum* Thunb.	24
淫羊藿	*Epimedium* spp.	24
山茱萸	*Cornus officinalis* Sieb. et Zucc.	24
黄芪	*Astragalus membranaceus*（Fisch.）Bge.	23
枸杞子	*Lycium barbarum* L.	22
丹参	*Salvia miltiorrhiza* Bge.	19
白术	*Atractylodes macrocephala* Koidz.	17
益智仁	*Alpinia oxyphylla* Miq.	17
党参	*Codonopsis pilosula*（Franch.）Nannf.	17
三七	*Panax notoginseng*（Burk.）F.H.Chen	16
山药	*Dioscorea opposita* Thunb.	16
水蛭	*Hirudo* or *Whitmania* spp.	16

2. 偏倚风险

　　总体来说,与英文发表的研究相比,中文发表的研究在描述方法学的详尽程度上仍略显粗糙及简略。尽管所有研究均提及了采用随机的方法进行分配,但大多数(65.5%)的研究并未描述具体的随机方法,其中以就诊顺序等进行分组者(7.3%)被评为"高风险";大部分研究(95.5%)均未描述分配方案的隐藏的细节,故被评为"不清楚"偏倚风险;仅少数研究对参与者实施了盲法(10.0%),而其他研究中(90.0%)干预措施可明显辨别分组,因此被评为"高风险",该评价标准同样适用于对研究者和结局评价者设盲;大多数研究(90.9%)具有完整结局数据,因此判为"低风险";由于多数研究(94.5%)未发表研究方案(电子数据库或临床试验注册网站),因此选择性结局报告部分被评为"不清楚"(表5-3)。综上所述,纳入研究总体方法学质量水平处于低至中度,所有研究均在某些方面存在偏倚风险,因此使用者在解读研究结果时应持谨慎态度。

表 5-3 口服中药类随机对照试验的偏倚风险评估

偏倚风险评估维度	低风险 n(%)	不清楚 n(%)	高风险 n(%)
随机序列的产生	30(27.3)	72(65.5)	8(7.3)
分配方案的隐藏	5(4.5)	105(95.5)	0(0)
对参与者实施盲法	11(10.0)	0(0)	99(90.0)
对研究者实施盲法	6(5.5)	4(3.6)	100(90.9)
对结局评价者实施盲法	9(8.2)	3(2.7)	98(89.1)
不完全结局数据	100(90.9)	7(6.4)	3(2.7)
选择性结局报告	0(0)	104(94.5)	6(5.5)

3. 疗效评价指标

相关的疗效评价指标 meta 分析结果将在本章予以呈现。每个指标根据对照措施类型来划分，即中药 vs 非阳性对照（安慰剂 / 空白对照）、中药 vs 西药、(中药 + 西药)vs 西药。

（1）简易精神状态检查量表（MMSE）

1）口服中药 vs 非阳性对照

3 项 RCTs 比较了口服中药（即八味地黄丸、钩藤散、姜黄）和安慰剂之间的疗效（疗程：8~24 周），治疗后结果显示两者之间无显著性差异（表 5-4）。

2 项 RCTs（疗程均为 12 周）比较了口服中药（即归脾汤、高丽参）与空白治疗之间的差异，结果显示在疗程结束后，中药能更好地改善患者 MMSE 评分，两组之间有显著性差异（MD 1.55[0.08, 3.02], I²=0%）。

表 5-4 口服中药 vs 非阳性对照：治疗后 MMSE

对照措施	研究数量 （疗程 / 周）	受试者人数	效应量 MD[95% CI]RE	I²%	纳入研究
安慰剂	3(8~24)	80	−0.96[−3.85, 1.92]	0	H1~H3
空白治疗	2(12)	122	1.55[0.08, 3.02]*	0	H4, H5

* 存在统计学显著性差异；CI: 可信区间；MD: 均数差；RE: 随机效应模型；MMSE: 简易精神状态检查量表。

2）口服中药 *vs* 西药

在口服中药与西药的对比研究中，共有 57 项 RCTs 采用西药作为对照措施（包括盐酸多奈哌齐、石杉碱甲、美金刚，吡拉西坦、茴拉西坦、甲磺酸双氢麦角毒碱、胞磷胆碱、尼莫地平、尼麦角林等）。治疗疗程从 8 周到 1 年不等。总体的 meta 分析提示口服中药的疗效略好于西药（MD 1.05[0.56, 1.54]，I^2=86%）。虽然纳入 meta 分析的样本量足够（*n*=4310），但是由于对照药物不同，异质性较高，因此我们按照不同的对照药物进行了进一步的亚组 meta 分析（表 5-5）。

表 5-5　口服中药 *vs* 西药：治疗后 MMSE

对照措施	研究数量（疗程/周）	受试者人数	效应量 MD [95%CI]RE	I^2%	纳入研究
多奈哌齐	25（4~52）	2091	0.23[−0.36, 0.81]	77	H6~H30
石杉碱甲	5（12~24）	465	1.25[0.25, 2.25]*	70	H31~H35
吡拉西坦	20（6~24）	1348	2.30[1.18, 3.42]*	92	H36~H55
茴拉西坦	3（8~24）	192	1.09[−1.74, 3.92]	82	H56~H58
美金刚	1（52）	60	−0.26[−1.14, 0.62]	NA	H59
氢化麦角胺	1（10）	82	2.04[0.88, 3.20]*	NA	H60
胞磷胆碱	1（12）	40	1.65[−1.42, 4.72]	NA	H61
尼莫地平	1（8）	32	−1.00[−2.56, 0.56]	NA	H62
合并效应量	57（4~52）	4310	1.05[0.56, 1.54]*	86	以上全部

*存在统计学显著性差异；CI：可信区间；MD：均数差；RE：随机效应模型；MMSE：简易精神状态检查量表；NA：不适用。

①中药 *vs* 多奈哌齐

25 项 RCTs（*n*=2091）采用了多奈哌齐作为对照措施，疗程 4~52 周不等。治疗后结果显示两组 MMSE 评分虽有所改善，但两组间的疗效并无显著性差异，且异质性较高（MD 0.23[−0.36, 0.81]，I^2=77%）。

②中药 *vs* 石杉碱甲

共纳入 5 项研究（*n*=465），疗程为 12~24 周，治疗后口服中药组 AD 患者

MMSE 改善情况优于石杉碱甲组（MD 1.25[0.25, 2.25], I^2=70%）。

③中药 *vs* 吡拉西坦或茴拉西坦

20 项研究（*n*=1348）比较了中药与吡拉西坦对于改善 AD 的疗效，疗程 6~24 周不等。结果提示中药疗效优于吡拉西坦（MD 2.30[1.18, 3.42], I^2=92%）。3 项采用茴拉西坦作为对照的 RCT 结果显示两组之间疗效无显著性差异（MD 1.09[-1.74, 3.92], I^2=82%）。

④中药 *vs* 其他药物

5 项研究分别采用了 5 种不同的西药作为对照措施，因此不能将它们做进一步的合并。一项针对中重度 AD 患者的研究采用了美金刚作为对照措施。研究结果提示：经 52 周的治疗后，藏红花组 MMSE 评分未优于美金刚组，两组没有统计学差异（-0.26[-1.14, 0.62]）（H59）。其余 RCTs 分析结果如下：参苓白术散加味与胞磷胆碱疗效相当（MD 1.65[-1.42, 4.72]）（H61）；当归芍药散与尼莫地平疗效相当（MD -1.00[-2.56, 0.56]）（H62）；一项关于无名方的中药研究提示其疗效优于氢化麦角胺（MD 2.04[0.88, 3.20]）（H60）。

另外有 2 项研究比较了中药与维生素 E 之间的疗效（H63, H64），疗程结束后发现中药疗效优于维生素 E（MD 3.47[1.47, 5.48], I^2=82%）；有研究显示，抑肝散与用于治疗 BPSD 的抗精神病药物利培酮疗效相当（H65）。

⑤亚组分析 / 敏感性分析

对中药临床研究应用最多的对照药物多奈哌齐和吡拉西坦做进一步的亚组分析 / 敏感性分析，以探索其异质性偏高的原因，结果见表 5-6。具体分型如下：

a. 不同的疗程。

b. 不同的病情严重程度。

c. 不同的方法学质量。

表 5-6　口服中药 *vs* 多奈哌齐 / 吡拉西坦：治疗后 MMSE 亚组分析 / 敏感性分析

对照措施	研究数量 （疗程 / 周）	受试者 人数	效应量 MD [95% CI]RE	I²%	纳入研究
多奈哌齐	5（24）	362	0.06[-1.06, 1.18]	67	H9，H13，H22，H25，H29
	10（12）	783	-0.07[-1.32，1.19]	82	H6，H8，H12，H14，H15，H16，H18，H23，H26，H28
吡拉西坦	4（16~24）	267	0.66[-2.43, 3.76]	97	H38，H45，H50，H51
	15（12）	1021	2.43[1.69, 3.17]*	68	H36，H37，H39，H40，H41，H42，H43，H44，H46，H47，H48，H49，H53，H54，H55
病情严重程度：中度（纳入患者 MMSE 基线评分为 10~20 分）					
多奈哌齐	23（4~52）	1956	0.17[-0.48, 0.83]	77	H6~H8，H10~H18，H20~H30
吡拉西坦	19（6~24）	1288	2.30[1.15, 3.45]*	93	H36~H48，H50~H55
随机序列产生为低偏倚风险					
多奈哌齐	11（8~52）	866	0.62[-0.26, 1.51]	73	H7，H8，H10，H11，H15，H18，H19，H21，H24，H26，H27
吡拉西坦	3（12~16）	183	1.82[0.14, 3.50]*	75	H42，H45，H47

* 存在统计学显著性差异；CI：可信区间；MD：均数差；RE：随机效应模型；MMSE：简易精神状态检查量表；NA：不适用。

　　疗程方面：在以多奈哌齐为对照药物的研究中，5 个疗程为 24 周的研究及 10 个疗程为 12 周的研究 meta 分析合并结果与总体的合并结果相似，即中药组与多奈哌齐组在治疗后无显著性差异，但 12 周合并的 meta 分析结果表现出了更高的异质性；在以吡拉西坦为对照药物的研究中，4 项疗程为 16~24 周的研究合并后未发现中药较吡拉西坦更有效，但 15 项疗程为 12 周的研究合并效应量显示中药为更有效，且异质性低于总体 meta 分析合并的结果。

病情严重程度方面：多数纳入的患者处于中度痴呆范围（即 MMSE 平均分为 10~20 分），且结果提示亚组分析结果与总体合并结果相似；敏感性分析方面：对随机序列产生"低偏倚风险"的研究进行分析结果提示与总体合并结果相似。

3）中西医结合疗法 [（口服中药 + 西药）vs 西药]

共 28 项 RCTs（n=1994）比较了中西医结合疗法与单用西药的疗效。这些西药包括多奈哌齐、石杉碱甲、美金刚、尼莫地平及其他 AD 常规药物治疗，合并效应量显示中西医结合疗法优于单用西药（MD 1.87[1.23, 2.52], I²=80%）（表 5-7）。

亚组分析结果也提示了中西医结合疗法的优效性：（中药 + 多奈哌齐）vs 多奈哌齐：16 项 RCTs（n=1159）（MD 2.06[1.29, 2.84], I²=72%）；（中药 + 石杉碱甲）vs. 石杉碱甲：4 项 RCTs（MD 1.99[0.11, 3.88], I²=85%）；（中药 + 吡拉西坦）vs 吡拉西坦：4 项 RCTs（MD 2.04[0.71, 3.38], I²=48%）；单个研究中：（血塞通滴丸 + 美金刚）vs 美金刚：1 项 RCT（MD 1.08[0.11, 2.05]）；（右归丸 + 尼莫地平）vs 尼莫地平：1 项 RCT（MD 5.00[3.53, 6.47]）（表 5-7）。

对 4 项采用其他西药作为干预措施的研究进行合并后，发现中西医结合疗法与对照措施之间无明显差异（MD 0.15[−2.28, 2.59], I²=85%）（表 5-7）。

表 5-7　（口服中药 + 西药）vs 西药：治疗后 MMSE

对照措施	研究数量（疗程/周）	受试者人数	效应量 MD [95%CI] RE	I²%	纳入研究
多奈哌齐	16（4~52）	1159	2.06[1.29, 2.84]*	72	H67~H79, H13, H17, H29
石杉碱甲	4（8~12）	323	1.99[0.11, 3.88]*	85	H80~H82, H34
吡拉西坦	2（8~12）	194	2.04[0.71, 3.38]*	68	H83, H84
美金刚	1（24）	60	1.08[0.11, 2.05]*	NA	H85
尼莫地平	1（12）	64	5.00[3.53, 6.47]*	NA	H86
其他西药	4（12~24）	194	0.15[−2.28, 2.59]	77	H87~H90
合并效应量	28（4~52）	1994	1.87[1.23, 2.52]*	80	以上全部

　* 存在统计学显著性差异；CI: 可信区间；MD: 均数差；RE: 随机效应模型；MMSE: 简易精神状态检查量表；NA: 不适用。

此外,2 项研究(H91,H92)发现中药联合吡拉西坦、吡硫醇的疗效优于单用吡拉西坦及吡硫醇(MD 4.16[2.92, 5.40],I²=44%)。一项研究对比了抑肝散联合镇静药物舒必利与单用舒必利之间的疗效,治疗 12 周后未发现两组间存在显著性的统计学差异(H93)。

亚组分析 / 敏感性分析:

从 3 个因素对中药 + 多奈哌齐治疗 AD 的 MMSE 评分做进一步的亚组分析 / 敏感性分析,以分析其高异质性的原因,结果见表 5-8。

表 5-8 (中药 + 西药)*vs* 西药:治疗后 MMSE 亚组分析 / 敏感性分析

对照措施	研究数量 (疗程 / 周)	受试者 人数	效应量 MD [95%CI]RE	I²%	纳入研究
多奈哌齐	9(24)	758	3.02[2.09, 3.96]*	54	H68, H69, H13, H72, H75, H77, H29, H78, H79
	3(12)	138	1.29[0.22, 2.36]*	0	H67, H70, H73
石杉碱甲	3(12)	260	2.14[−0.74, 5.02]	90	H80~H82, H34
病情严重程度:中度(纳入患者 MMSE 基线评分为 10~20 分)					
多奈哌齐	14(4~52)	1039	2.27[1.45, 3.10]*	68	H13, H17, H29, H67~H69, H72, H73~79
随机序列产生为低偏倚风险					
多奈哌齐	6(4~24)	465	2.02[0.81, 3.23]*	78	H69~H72, H77, H79

* 存在统计学显著性差异;CI:可信区间;MD:均数差;RE:随机效应模型;MMSE:简易精神状态检查量表;NA:不适用。

对基于足够样本量的研究进行中药联合多奈哌齐、疗程为 24 周的亚组分析,结果发现存在显著的统计学差异且异质性较低(MD 3.02[2.09, 3.96],I²=54%);类似结果也出现于 14 项中度 AD 患者的亚组分析中;6 项"随机序列产生为低偏倚风险"的研究合并后有明显统计学差异,但异质性增高。

4)MMSE 证据总结

基于 2 项临床研究的数据显示:在改善 MMSE 评分方面,中药的疗效优于空白对照。但另 1 项临床研究显示：中药的效果并没有优于安慰剂。考虑到这 3 项研究的样本量过小及疗程较短，目前尚不能得出确切结论。

总体的 meta 分析提示中药的疗效略好于西药，但是纳入研究之间的异质性较高，因此我们按照不同的对照药物进行了进一步的亚组分析。值得注意的是，在与治疗 AD 的一线用药——多奈哌齐的比较中，中药并没有显示出更优的疗效。

另外两种常用药为石杉碱甲和吡拉西坦，研究结果均提示中药疗效优于这两种药物，但它们并非治疗 AD 的一线用药。

在中西药联合研究中，大多数采用中药联合多奈哌齐，且效果优于单用多奈哌齐。对疗程为 24 周的 9 项研究合并进行亚组分析，结果显示，在样本量充足（$n=800$）的前提下，MMSE 平均增加了 3.02 分，且异质性较小。同样的结果也出现在"随机序列产生为低偏倚风险"的亚组分析中。

仅有 1 项小型研究采用中药联合美金刚作为干预措施，经 24 周治疗后 MMSE 评分略有增高，类似的结论也出现在中药联合石杉碱甲或吡拉西坦的亚组中，不同的是这些研究疗程只持续了 12 周。

综上所述，meta 分析结果显示中药疗效与多奈哌齐相当，但中药联合多奈哌齐疗效优于单用多奈哌齐，至少在短期（6 个月）内结果如此。

（2）长谷川痴呆量表（HDS；HDS-R）

共有 11 项 RCTs 采用了长谷川痴呆量表作为结局指标。HDS 总分为 30 分，得分越高，认知功能损害程度越低。11 项 RCTs 中，有 10 项 RCTs 为口服中药 vs 西药，1 项 RCT 为（口服中药 + 西药）vs 西药。

1）口服中药 vs 西药

有 8 项研究采用了多奈哌齐、石杉碱甲、吡拉西坦、尼莫地平作为对照药物，疗程 8~20 周不等。合并效应量显示治疗结束后，中药与西药的疗效相当（MD 0.05[-2.77, 2.86]，$I^2=95\%$）（表 5-9）。

亚组分析：

1 项疗程持续 8 周、样本量为 256 名 AD 患者的研究比较了抗衰灵胶囊和多奈哌齐之间的疗效（H20），结果提示：治疗结束时，中药可改善患者症状，但疗效与多奈哌齐无显著性差异（MD0.48[-0.36, 1.32]）；另一项（H94）对比老智复口服液和石杉碱甲的小型临床试验（n=35）在结束8周治疗后发现两者疗效无明显差异（MD 0.05[−3.40, 3.50]）。

5项疗程为12~24周的研究（n=518）比较了中药和吡拉西坦的疗效，结果显示治疗组与对照组治疗后HDS分数均有所提高，但是治疗后中药与吡拉西坦相比无显著性差异，且异质性很大（MD 1.60[−1.69, 4.88]，I²=92%）。为明确异质性来源，对其中4项疗程均为12周的研究（n=422）进行合并分析（H36，H40，H41，H44），不仅发现中药可明显提高HDS评分，疗效优于多奈哌齐，异质性也大大降低（MD 3.18[1.47, 4.90]，I²=62%）。

1项持续8周的研究（n=32）比较了当归芍药散和尼莫地平疗效（H62），研究结果似乎表明中药疗效劣于尼莫地平。然而该研究基线的HDS分数明显不均衡，可能影响合并效应量，剔除该研究后，余7项研究合并结果并未发现中药疗效优于西药（MD 1.21[−0.87, 3.29]，I²=89%），但异质性略有降低。

表 5-9　口服中药 *vs* 西药：治疗后 HDS 亚组分析

对照措施	研究数量 （疗程 / 周）	受试者 人数	效应量 MD[95%CI] RE	I²%	纳入研究
多奈哌齐	1（8）	256	0.48[−0.36, 1.32]	NA	H20
石杉碱甲	1（8）	35	0.05[−3.40, 3.50]	NA	H94
吡拉西坦	5（12~20）	518	1.60[−1.69, 4.88]	92	H36，H40，H41， H44，H64
尼莫地平	1（8）	32	−7.90[−9.70, −6.10]*	NA	H62
合并效应量	8（8~20）	841	0.05[−2.77, 2.86]	95	以上全部

　* 存在统计学显著性差异；CI：可信区间；MD：均数差；RE：随机效应模型；HDS：长谷川痴呆量表；NA：不适用。

1项研究比较了中药与抗氧化药物曲克芦丁的临床疗效（n=60），结果提示中药汤剂效果优于曲克芦丁（MD 5.00[2.42, 7.58]）（H95）；同样的分析结果也出现在已停用药物都可喜与中药汤剂的单个研究中（疗程：4周，n=62）（H96）。

2）中西医结合疗法 [（口服中药 + 西药）*vs* 西药]

仅 1 项研究对比了右归丸联合尼莫地平与单用尼莫地平的疗效（ $n=64$ ）（H86），并于 12 周疗程结束后报告两组患者均有改善，但组间无显著性差异（MD 0.00[−0.98，0.98]）。

3）HDS 证据总结

多数以 HDS 量表作为结局指标的 RCTs 中都采用了不同的西药作为对照措施，只有吡拉西坦使用频率较高且样本量充足。但由于异质性较高，故不能得出中药优于西药的结论。亚组分析中，疗程为 12 周且样本量充足的 meta 分析结果显示中药优于吡拉西坦，但异质性仍较高。

（3）ADAS- 认知部分（ADAS-Cog）

ADAS-Cog 量表也是较为常用的评价认知功能的结局指标。该量表总分为 70，得分越低提示认知功能损伤程度越低。

1）中药 vs 非阳性对照

共有 2 项采用了非阳性对照的 RCTs 报道了 ADAS-Cog 的变化情况（表5-10）。其中 1 项研究（ $n=22$ ）对比了复智散（成分：人参、黄芩、石菖蒲、甘草）与安慰剂之间的疗效（H97），12 周治疗结束后，未发现两者之间存在显著性差异（MD −2.00[−6.67，2.67]）；类似的研究结果还出现在一项以高丽参粉（H5）为干预措施的研究（ $n=97$ ）中，治疗结束时高丽参粉治疗组与空白对照组相比，两组之间无统计学显著性差异（MD −1.75[−5.66，2.16]）。

表 5-10　口服中药 vs 非阳性对照：治疗后 ADAS-Cog

对照措施	研究数量（疗程 / 周）	受试者人数	效应量 MD[95%CI]RE	I^2%	纳入研究
安慰剂	1（12）	22	−2.00[−6.67，2.67]	NA	H97
空白对照	1（12）	82	−1.75[−5.66，2.16]	NA	H5

* 存在统计学显著性差异；CI：可信区间；MD：均数差；RE：随机效应模型；ADAS-Cog：阿尔茨海默病评估量表 - 认知部分；NA：不适用。

2）口服中药 vs 西药

11 项研究分别比较了口服中药和多奈哌齐、吡拉西坦、茴拉西坦的疗效，疗程 6~24 周不等。经治疗后两组的 ADAS-Cog 评分均有降低，但组间疗效无显著性差异（MD–1.49[–3.42, 0.45]，I²=88%）。11 项研究合并后异质性很高，因此我们根据不同的药物对照进行了进一步分析（表 5-11）。

表 5-11　口服中药 *vs* 西药：治疗后 ADAS-Cog

对照措施	研究数量 （疗程/周）	受试者 人数	效应量 MD[95%CI] RE	I²%	纳入研究
多奈哌齐	6（6~24）	286	0.84[–0.92, 2.61]	71	H8，H10，H13， H16，H24，H29
吡拉西坦	4（12）	205	–4.10[–5.32, –2.88]*	0	H37，H43，H53， H55
茴拉西坦	1（24）	60	–5.89[–9.47, –2.31]*	NA	H58
合并效应量	11（6~24）	551	–1.49[–3.42, 0.45]	88	以上全部

*存在统计学显著性差异；CI：可信区间；MD：均数差；RE：随机效应模型；ADAS-Cog：阿尔茨海默病评估量表-认知部分；NA：不适用。

6 项 RCTs（n=286）对中药和多奈哌齐进行比较。治疗结束时合并结果显示两组之间疗效无显著性差异（MD 0.84[–0.92, 2.61]，I²=71%）。疗程为 12 周的 4 项 RCTs 对照药物采用了吡拉西坦（n=205），治疗后 CHM 组在改善 ADAS-Cog 评分方面较吡拉西坦组有显著性差异（MD –4.10[–5.32, –2.88]，I²=0%）。一项疗程为 24 周的 RCT（n=60）比较了中药与茴拉西坦之间的疗效，结果显示治疗结束时中药组疗效远优于对照组（MD –5.89[–9.47, –2.31]）。

由于中药比较西药的总体疗效 meta 分析异质性高，因此根据疗程的不同和随机序列产生是否"低风险"，对纳入的研究进行了进一步的亚组分析/敏感性分析（表 5-12）。2 项疗程为 24 周的 RCTs（n=106）结果显示，治疗后中药和多奈哌齐之间无显著性差异（MD 2.76[–0.05, 5.56]，I²=0%）；类似的结果也出现在疗程为 12 周的 2 项对照为多奈哌齐的 RCTs 研究中（MD 1.12[–1.30, 3.55]，I²=0%）。4 项疗程为 12 周的 RCTs 则提示中药的疗效优于吡拉西坦（MD –4.10[–5.32, –2.88]）。3 项疗程为 8~12 周的随机序列产生"低风险"的研究结果显示中药组和多奈哌齐组无显著性差异（MD 0.06[–2.44, 2.57]，I²=87%），但合并后异质性仍很高。

表5-12　口服中药 *vs* 西药：治疗后 ADAS-Cog 亚组分析 / 敏感性分析

对照措施	研究数量 （疗程 / 周）	受试者 人数	效应量 MD [95% CI]RE	I²%	纳入研究
多奈哌齐	2（24）	106	2.76[-0.05, 5.56]	0	H13, H29
多奈哌齐	2（12）	76	1.12[-1.30, 3.55]	0	H8, H16
吡拉西坦	4（12）	205	-4.10[-5.32, -2.88]*	0	H37, H43, H53, H55
随机序列产生"低风险"					
多奈哌齐	3（6~12）	160	0.06[-2.44, 2.57]	87	H8, H10, H24

* 存在统计学显著性差异；CI：可信区间；MD：均数差；RE：随机效应模型；ADAS-Cog：阿尔茨海默病评估量表 - 认知部分。

3）中西医结合疗法 [（口中药 + 西药）*vs* 西药]

共 10 项中西医结合疗法研究采用了 ADAS-Cog 量表作为结局指标，所有中药用药途径均为口服。合并后结果显示中西医结合疗法优于单用西药（MD -2.29[-3.56, -1.02], I²=0% ）（表5-13）。

7 项干预措施为中药联合多奈哌齐、疗程为 12~24 周（*n*=490）的研究合并后，结果显示中西医结合组的疗效优于多奈哌齐组（MD -2.72[-4.07, -1.38], I²=0%）。3 项研究（*n*=103）采用单味中药提取剂（人参、姜黄）联合抗 AD 常规药物为干预措施，疗程结束时两组疗效无明显差异（MD 1.12[-2.73, 4.96], I²=2% ）。

表5-13　口服中药 + 西药 *vs* 西药：治疗后 ADAS-Cog

对照措施	研究数量 （疗程 / 周）	受试者 人数	效应量 MD [95% CI]RE	I²%	纳入研究
多奈哌齐	7（12~24）	490	-2.72[-4.07, -1.38]*	0	H13, H29, H69, H72, H73, H78, H79
西药	3（12~24）	103	1.12[-2.73, 4.96]	2	H88~H90
合并效应量	10（12~24）	593	-2.29[-3.56, -1.02]*	0	以上全部

* 存在统计学显著性差异；CI：可信区间；MD：均数差；RE：随机效应模型；ADAS-Cog：阿尔茨海默病评估量表 - 认知部分。

6 项疗程为 24 周的研究（n=452）显示口服中药联合多奈哌齐的疗效优于单用多奈哌齐（MD −2.86[−4.27, −1.44], I²=0%）；相似的研究结果还见于随机序列产生"低风险"的 3 个 RCTs 研究（n=280），疗程 24 周时中药联合多奈哌齐的疗效同样优于单用多奈哌齐（MD −3.18[−5.32, −1.04], I²=0%），且异质性较低（表 5-14）。

表 5-14 （口服中药 + 西药）*vs* 西药：治疗后 ADAS-Cog 亚组分析 / 敏感性分析

对照措施	研究数量（疗程 / 周）	受试者人数	效应量 MD[95% CI] RE	I²%	纳入研究
多奈哌齐	6（24）	452	−2.86[−4.27, −1.44]*	0	H13，H29，H69，H73，H78，H79
随机序列产生"低风险"					
多奈哌齐	3（24）	280	−3.18[−5.32, −1.04]*	0	H69，H72，H79

* 存在统计学显著性差异；CI：可信区间；MD：均数差；RE：随机效应模型；ADAS-Cog：阿尔茨海默病评估量表 - 认知部分。

4）ADAS-Cog 证据总结

在以 ADAS-Cog 为结局指标的中药 RCTs 中，只有两项研究比较了中药与非阳性对照之间的疗效，因此 meta 分析纳入的样本量小，且疗程短，最后所得出的结论论证强度有限。

口服中药与多奈哌齐比较的 RCT 研究样本量足够，结果显示两者疗效相当，亚组分析也提示类似结果。与吡拉西坦相比，经 12 周治疗后中药可明显降低 ADAS-Cog 评分。

对于中西医结合疗法来说，7 项口服中药联合多奈哌齐的 meta 分析提示：较单独使用多奈哌齐，口服中药联合多奈哌齐更能降低 ADAS-Cog 评分，且样本量充足，研究间的同质性好；其亚组分析及敏感性分析同样显示了类似的优势。

（4）日常生活能力量表（ADL）

日常生活能力量表迄今已有多个版本。本次纳入的研究大多数未明确指明 ADL 量表版本的确切来源，少数研究中提到采用 Barthel 指数（BI），两项研究分别使用了 Lawton 版本（H27）与 ADCS-ADL 版本（H90），另两项研究采用了社会功能活动问卷（FAQ）。笔者通过电话或电子邮件等途径联系作者，但未得到有效回复。因此为方便进一步进行 meta 分析，所纳入的研究按照 ADL量表评分获益趋势，分为两组：即得分越低提示病情越轻组（ADL- 低分优效）、得分越高提示病情越轻组（ADL- 高分优效）。当所纳入的研究能够明确来源于同一版本的 ADL 量表时，meta 分析的合并效应量用 MD 表示；反之，则按照ADL 量表评分获益趋势分组，meta 分析合并效应量用标准化均数差（SMD）表示，无论是 MD 还是 SMD，效应量均在随机效应模型下计算。

1）口服中药 *vs* 非阳性对照

两项疗程分别持续 4 周和 8 周的小型安慰剂对照临床试验均采用了同一BI 版本（总分：100 分），结果显示中药组较安慰剂组比较，疗效无显著性差异（MD 10.07[−4.92, 25.07], I^2=0%）。

2）口服中药 *vs* 西药

38 项研究分别比较了中药与盐酸多奈哌齐、石杉碱甲、吡拉西坦、茴拉西坦、尼莫地平和胞磷胆碱的疗效。其中，36 研究采用得分越低提示病情越轻的 ADL 量表，2 项研究采用得分越高提示病情越轻的 ADL 量表，它们被分为两组："ADL（低分优效型）"和"ADL（高分优效型）"。

① ADL（低分优效型）

在 ADL（低分优效型）量表中，一项以胞磷胆碱为对照的研究由于数据错误不纳入 meta 分析（H61），剩余 35 项研究合并后的结果提示中药疗效略优于西药对照组（SMD −0.26[−0.47, −0.06], I^2=84%）；14 项 RCTs（*n*=1354）对比了中药与多奈哌齐之间的疗效，疗程 4~52 周不等，治疗后中药组的 ADL 评分较治疗前有所改善，但同西药组相比，两组之间疗效无显著性差异（SMD −0.09[−0.47, 0.29], I^2=91%）；与石杉碱甲相比，中药未显示出统计学显著性差异；与吡拉西坦相比，14 项疗程为 4~16 周的研究合并后显示中药的疗效更优（SMD −0.46[−0.59, −0.32], I^2=7%）；一项四臂的 RCT 研究比较了当归芍药散与尼莫地平的疗效，虽然结果表明两者疗效无差异，但可能与纳入患者的治疗前基线不均衡有关（H62）（见表 5-15）。

表 5-15　口服中药 *vs* 西药：治疗后 ADL（低分优效型）

对照措施	研究数量（疗程 / 周）	受试者人数	效应量 SMD[95% CI] RE	I²%	纳入研究
多奈哌齐	14（4~52）	1354	−0.09[−0.47, 0.29]	91	H6，H9，H11，H13，H15，H17，H18，H20，H22，H23，H25，H26，H27，H29
石杉碱甲	2（12）	145	−0.16[−0.73, 0.40]	66	H31，H34
吡拉西坦	14（4-16）	957	−0.46[−0.59, −0.32]*	7	H36，H37，H40，H42-H49，H51，H53，H55
茴拉西坦	3（8-24）	192	−0.54[−1.04, −0.04]*	66	H56-58
尼莫地平	1（8）	32	1.15[0.39, 1.91]*	NA	H62
合并效应量	35（4-52）	2680	−0.26[−0.47, −0.06]*	84	以上全部

* 存在统计学显著性差异；CI：可信区间；SMD：标准化均数差；RE：随机效应模型；ADL：日常生活能力量表；NA：不适用。

　　此外，一项研究比较了中药与包含已撤市的都可喜在内的西药之间的疗效，发现两者之间无统计学差异（H66）。

　　为了进一步探讨异质性来源，以多奈哌齐为对照的研究按照疗程的不同分为不同亚组，其中一项研究因基线差异大被排除（H22）。6 项疗程为 24 周的研究（*n*=508）合并后，结果提示中药与多奈哌齐之间无显著性差异（SMD 0.14[−0.21, 0.48]，I²=69%）；类似的结果也出现在疗程为 12 周的多奈哌齐亚组（SMD −0.29[−1.28, 0.70]，I²=95%），及随机序列产生"低风险"的多奈哌齐亚组敏感性分析当中（SMD −0.65[−1.81, 0.51]，I²=96%）（表 5-16）。

　　以吡拉西坦为对照的研究中，2 项疗程为 16 周的研究（SMD −0.74[−1.10, −0.39]，I²=0%）和 11 项疗程为 12 周的研究（SMD −0.42[−0.57, −0.26]，I²=7%）均显示中药的疗效优于吡拉西坦，但是在随机序列产生"低风险"的吡拉西坦亚组（2RCTs，*n*=125）中则未发现两者之间存在显著性差异（SMD −0.51[−1.14, 0.12]，I²=68%）（表 5-16）。

表 5-16　口服中药 *vs* 西药：治疗后 ADL（低分优效型）的亚组分析 / 敏感性分析

对照措施	研究数量（疗程 / 周）	受试者人数	效应量 SMD[95% CI]RE	I²%	纳入研究
多奈哌齐	6(24)	508	0.14[−0.21, 0.48]	69	H9, H13, H22, H25, H27, H29
	5(12)	438	−0.29[−1.28, 0.70]	95	H6, H15, H18, H23, H26
吡拉西坦	2(16)	131	−0.74[−1.10, −0.39]*	0	H45, H51
	11(12)	768	−0.42[−0.57, −0.26]*	7	H36，H37，H40，H42~H44, H46, H48, H49, H53, H55
随机序列产生 "低风险"					
多奈哌齐	4(4~48)	398	−0.65[−1.81, 0.51]	96	H11, H18, H26, H27
吡拉西坦	2(12~16)	125	−0.51[−1.14, 0.12]	68	H42, H45

* 存在统计学显著性差异；CI：可信区间；SMD：标准化均数差；RE：随机效应模型；ADL：日常生活能力量表。

② ADL（高分优效型）

两项研究采用了 ADL（高分优效型）量表研究口服中药与西药之间的疗效。合并后结果显示口服中药的疗效优于西药（SMD 0.75[0.32, 1.18]，I²=42%）。其中一项研究结果提示口服中药疗效优于多奈哌齐（SMD 0.98[0.49, 1.47]）；另一项也显示了与甲磺酸双氢麦角毒碱组相比，中药组经 10 周治疗后的疗效更为显著（表 5-17）。

表 5-17　中药 *vs* 西药：治疗后 ADL（高分优效型）

干预措施	研究数量（疗程 / 周）	受试者人数	效应量 SMD[95% CI]RE	I²%	纳入研究
多奈哌齐	1(12)	73	0.98[0.49, 1.47]*	NA	H28
甲磺酸双氢麦角毒碱	1(10)	82	0.54[0.10, 0.98]*	NA	H60
合并效应量	2(10~12)	155	0.75[0.32, 1.18]*	42	H28, H60

* 存在统计学显著性差异；CI：可信区间；SMD：标准化均数差；RE：随机效应模型；ADL：日常生活能力量表；NA：不适用。

此外，一项研究提示在治疗 BPSD 时，抑肝散和抗精神病药物利培酮的疗效无显著性差异（H65）。

3）中西医结合疗法 [（口服中药 + 西药）vs 西药]

共 19 项研究比较了口服中药 + 西药与西药之间在影响患者日常生活能力方面的疗效。其中 15 项研究属于 ADL（低分优效型），其对照措施分别为多奈哌齐、美金刚、石杉碱甲、吡拉西坦、尼莫地平。疗程结束时发现中西医结合疗法组的疗效优于单独使用西药组（SMD −0.64[−0.91, −0.37], I²=80%），但研究间存在较大异质性（表 5-18）。

9 项疗程为 12~52 周的研究（n=639）显示中药结合多奈哌齐的疗效优于单独多奈哌齐（SMD −0.87[−1.22, −0.53], I²=77%）；而 3 项对照为石杉碱甲的研究则未出现类似的差异（SMD −0.18[−0.42, 0.07], I²=2%）；另外两项研究分别提示六味地黄丸联合吡拉西坦、血塞通滴丸联合美金刚的疗效优于单用该类西药（表 5-18）。

表 5-18　口服中药 + 西药 vs 西药：治疗后 ADL（低分优效型）

对照措施	研究数量（疗程 / 周）	受试者人数	效应量 SMD [95% CI]RE	I²%	纳入研究
多奈哌齐	9（12~52）	639	−0.87[−1.22, −0.53]*	77	H13, H17, H29, H67, H69, H72, H77, H78, H79
石杉碱甲	3（12）	260	−0.18[−0.42, 0.07]	2	H34, H80, H81
吡拉西坦	1（12）	104	−1.09[−2.12, −0.06]*	NA	H84
美金刚	1（24）	60	−1.21[−1.76, −0.65]*	NA	H85
尼莫地平	1（12）	64	0.00[−0.49, 0.49]	NA	H86
合并效应量	15（12~52）	1127	−0.64[−0.91, −0.37]*	80	以上全部

* 存在统计学显著性差异；CI：可信区间；SMD：标准化均数差；RE：随机效应模型；ADL：日常生活能力量表；NA：不适用。

此外，两项研究比较了口服中药联合吡拉西坦 + 吡硫醇与单用吡拉西坦 + 吡硫醇，8 周后结果提示治疗组疗效优于对照组（SMD −1.61[−1.99, −1.23]，

$I^2=0\%$）（H91，H92）；一项研究采用抑肝散 + 舒必利 *vs* 舒必利（H93），治疗 12 周后发现两者之间无显著性差异。

4）亚组分析 / 敏感性分析

以口服中药联合多奈哌齐作为干预措施的研究共有 7 项，其中 1 项因基线明显不均衡而被排除（H77），其余 6 项研究合并后结果提示 CHM 联合多奈哌齐优于单用多奈哌齐（SMD –0.71[–1.03，–0.40]，$I^2=62\%$）；而在随机序列产生 "低风险" 的 3 个研究中也出现了类似的结果（表 5-19）。

表 5-19　中药 + 西药 *vs* 西药：治疗后 ADL（低分优效型）亚组分析 / 敏感性分析

对照措施	研究数量（疗程 / 周）	受试者人数	效应量 SMD[95% CI]RE	$I^2\%$	纳入研究
多奈哌齐	6（24）	452	–0.71[–1.03，–0.40]*	62	H13，H29，H69，H72，H78，H79
随机序列产生 "低风险"					
多奈哌齐	3（24）	280	–0.65[–1.22，–0.07]*	82	H69，H72，H79

注：* 存在统计学显著性差异；CI: 可信区间；SMD: 标准化均数差；RE: 随机效应模型；ADL: 日常生活能力量表。

仅有一项研究明确提到采用 ADCS-ADL 量表作为结局评价指标。该研究在治疗 24 周后发现姜黄联合常规西药的疗效与单用常规西药之间无显著性差异（SMD –0.50[–1.26，0.25]），但不排除与基线不均衡有关（H90）。

（5）功能活动问卷（FAQ）

两项研究使用了 FAQ 量表作为结局评价指标。Sadhu A（H19）报告了治疗 12 个月后，多奈哌齐疗效优于 CHM（MD 2.07[1.26，2.89]，*n*=104）；而 Kong DR（H98）则发现治疗 24 周后 CHM 的效果优于吡拉西坦（MD –4.88[–6.41，–3.35]，*n*=120）。由于 Sadhu A 的研究中组间基线极为不均衡，且治疗周期太长导致两组患者脱落人数较多，故未将两项研究进行合并。

（6）ADL 证据总结

与安慰剂相比，未发现口服中药能更有效地改善 ADL 量表评分。由于研究样本量小，虽然数据有改善的趋势，但并不能得出严格的结论；与阳性对照药相比,样本量足够的情况下,口服中药与多奈哌齐在改善 ADL(低分优效型)量表方面无显著性差异,但存在较大异质性;同样的结果也出现在疗程为 24 周的亚组中(1 项因基线不均衡被排除),样本量足够但异质性降低;与吡拉西坦相比,在样本量足够前提下,合并结果显示口服中药疗效更好(疗程小于等于 16 周);另有研究比较中药和茴拉西坦、石杉碱甲及其他西药之间的疗效,但由于样本量过小不能得出明确结论。

在中西医结合疗法的研究中,15 项采用 ADL(低分优效型)量表的研究合并后,结果提示口服中药联合西药明显优于单用西药,且样本量充足,但研究间异质性大;类似的结果还见于口服中药联合多奈哌齐、吡拉西坦和美金刚的研究中;但口服中药联合石杉碱甲疗效未显示优于单用石杉碱甲。由于上述结果是采用SMD进行 meta 分析,故其最终的临床意义很难解释。

(7)RCTs 中报告的其他结局指标

少数 RCTs 报告了以下结局指标以评估患者认知功能和总体功能状态:

- 蒙特利尔认知评估量表(MoCA):1 个研究
- 认知功能筛查量表(CCSE):1 个研究
- 韦氏成人记忆量表(WMS)中的记忆商(MQ):6 个研究
- 全面衰退量表(GDS):2 个研究
- Blessed 痴呆量表(BDS):2 个研究

1)蒙特利尔认知评估量表(MoCA)

1 项 RCT 研究结果显示地黄益智方联合多奈哌齐疗效并未优于单用多奈哌齐(MD 1.70[-0.08, 3.48], n=100)(H69)。

2)认知功能筛查量表(CCSE)

1 项 RCT 比较龟鹿二仙胶与吡拉西坦之间的疗效,结果提示经过 6 个月的治疗后,龟鹿二仙胶组 CCSE 评分改善情况明显优于吡拉西坦组(MD 7.03[4.05, 10.01], n=120)(H98)。

3)韦氏成人记忆量表(WMS)

5 项 RCTs 结果提示中药联合吡拉西坦与单用吡拉西坦相比,两者治疗后无显著性差异(MD 1.82[-3.94, 7.59], n=348, I^2=74%)(H41, H50, H54, H99, H100);此外,经 12 周治疗后,未发现中药汤剂与曲克芦丁联合阿司匹林之间的疗效存在显著性差异（MD 14.00[3.87，24.13]，*n*=60）（H95）。

4）全面衰退量表（GDS）

两项 RCTs 报道了 GDS 的结果。其中一项研究（H21）提示经过 16 周的治疗后，肉苁蓉总苷胶囊疗效与多奈哌齐无显著性差异（MD −0.10[−0.43，0.23]，*n*=102）；同样，另一项研究（H95）经 12 周治疗后，益智健脑颗粒联合多奈哌齐疗效也与单用多奈哌齐无显著性差异（MD −0.06[−0.20，0.08]，*n*=40）。

5）Blessed 痴呆量表（BDS）

单个的 RCT 结果提示肉苁蓉总苷胶囊（疗程 16 周）（H21）与吡拉西坦相比无明显优势（MD 0.10[−0.11，0.31]，*n*=102）；另一项研究也发现升黄益智颗粒（疗程 12 周）与吡拉西坦疗效相当（H54）（MD −1.59[−3.73，0.55]，*n*=45）；2 项研究合并后显仍显示类似趋势（MD −0.40[−1.90，1.11]，*n*=147）。

6）有效率

在 110 项 RCTs 研究中，共有 60 项研究报告了有效率这一结局指标。但是由于其有效率的制定标准差异性很大，且很多有效率的标准为研究者自拟，在研究数据的合并上存在困难，因此本书没对有效率进行进一步的 meta 分析。

（8）痴呆精神行为症状（BPSD）

少数 RCTs 也报告了以下有关痴呆精神行为症状量表作为结局指标

● 神经精神问卷（NPI）：6 个研究

● ADAS 非认知部分（ADAS-noncog）：3 个研究

● 阿尔茨海默病病理行为评定量表（BEHAVE-AD）：2 个研究

● 汉密尔顿抑郁量表（HAMD）：1 个研究

● Cohen-Mansfield 激越问卷（CMAI）：1 个研究

1）神经精神问卷（NPI）

基于一项的小型 RCT 结果提示：与安慰剂相比，经 12 周治疗后复智散不能显著改善 NPI 评分（MD −3.67[−8.53，1.19]，*n*=22）（H97）；另一项研究也显示经 4 周治疗后,未发现抑肝散和利培酮之间有显著性差异(MD –0.20 [–4.47, 4.07], n=38)(H65)。

在中西医结合疗法的研究中,抑肝散联合舒必利(疗程 12 周)在改善 NPI 评分方面的疗效未发现优于单用舒必利(MD 0.00[–12.75, 12.75], n=14)(H93);抑肝散联合多奈哌齐(疗程 4 周)在这一指标上也未优于单用多奈哌齐(MD –5.40[–12.48, 1.68], n=61)(H74);采用姜黄联合胆碱酯酶抑制剂或美金刚的研究(疗程 24 周)也发现两种措施疗效无显著性差异(MD –3.40 [–12.54, 5.74], n=21)(H90);类似的结果还出现在合并后的这 3 项研究中 (MD –3.90[–9.02, 1.22], I^2=0%, n=96)。

此外,Pan W 等进行的一项研究(n=98)中只报告了 NPI 量表部分条目的数据,研究者认为经 20 周治疗后,参枝苓口服液(党参、桂枝、白芍、炙甘草、茯苓、干姜、制远志、石菖蒲、龙骨、牡蛎)联合抗 AD 药物可减轻患者妄想、幻觉、躁动、异常运动行为和睡眠障碍的症状(H87)。

2)ADAS 非认知部分(ADAS-noncog)

一项疗程为 12 周的研究提示:高丽参并没有较空白对照更能改善 ADAS-noncog 的评分(MD –0.50[–2.52, 1.52], n=82)(H5)。

两项 RCTs 报道了人参联合常规 AD 治疗作为干预措施的疗效情况。其中一项研究提示经过 12 周的治疗之后,人参联合常规 AD 治疗与单用常规 AD 治疗之间无显著性差异(MD –1.36[–3.55, 0.83], n=41)(H88)。另一项研究也体现了类似结果,12 周(MD –0.80[–5.60, 4.00], n=12)及 24 周(MD –2.50 [–7.52, 2.52], n=12)的治疗均未出现显著性差异(H89)。对这两项研究中疗程均为 12 周的结局数据进行合并,结果同样未发现两组之间存在显著性差异(MD –1.26[–3.26, 0.73], n=53, I^2=0%),但治疗组的改善趋势更为明显一些。

3)阿尔茨海默病病理行为评定量表(BEHAVE-AD)

一项研究发现 4 周治疗后,知柏地黄汤联合多奈哌齐疗效优于单用多奈哌齐(MD –2.70[–4.39, –1.01], n=60)(H71)。

Pan W 等仅对 BEHAVE-AD 量表中的一些维度得分进行了报告,未给予量表检测的总分。结果显示经 20 周的参枝苓口服液联合抗 AD 药物治疗后,患者在幻觉、活动障碍、攻击性、焦虑和恐惧几个维度的疗效优于单用抗 AD 药（H87）。

4）汉密尔顿抑郁量表（HAMD）

单个的 RCT（疗程 12 周）结果提示安脑片联合多奈哌齐与单用多奈哌齐疗效无显著性差异（MD −5.26[−6.96, −3.56], n=127）（H26）。

5）Cohen-Mansfield 激越问卷（CMAI）

1 项疗程为 4 周的研究表明抑肝散与利培酮在改善 CMAI 量表得分方面疗效无显著性差异（MD −1.60[−7.87, 4.67], n=38）（H65）。

总的来说，关注痴呆的精神行为症状的临床 RCTs 不多，因此，影响了对这些结局的 meta 分析数据合并。只有抑肝散在报道 BPSD 的临床研究相对多一点。上述这些研究结果提示中药可能对改善 AD 患者的精神行为症状有一定的益处，但是由于研究数量小，大部分研究数据无法合并，因此证据不多。

4. GRADE 评价

根据临床用药指南、专家意见及纳入研究的具体情况等，对重要的 PICO 问题，即：问题的对象（patient or population，患者或人群）、干预措施（intervention，如诊断治疗方法）、其他对比措施（comparison，即比较因素）、结果（outcome，即干预措施的诊疗效果），做进一步的 GRADE 证据质量评价。选择非阳性对照和多奈哌齐（WHO 推荐的一线用药）作为不同的对照措施进行分类，包括：口服中药 *vs* 非阳性对照、口服中药 *vs* 多奈哌齐、口服中药 + 多奈哌齐 *vs* 多奈哌齐。结局评价指标包括 MMSE、HDS、ADAS-Cog、MoCA、ADL（低分优效型）、ADL（高分优效型）、FAQ。

（1）口服中药 *vs* 非阳性对照

采用 GRADE 系统对口服中药治疗 AD 的临床研究总体证据进行总结，结果提示：口服中药与非阳性对照比较的证据质量为中等质量（表 5-20）。口服中药可稍改善 ADL 评分（高分优效型），但在 MMSE，ADAS-Cog 量表评分无变化，没有研究报告 MoCA、HDS、ADL（低分优效型）和 FAQ 的结果。

表5-20　口服中药 *vs* 非阳性对照结果总结表

结局指标	患者人数（研究数量）	证据质量（GRADE）	预期绝对效应	
			非阳性对照	口服中药与非阳性对照比较（95%CI）
MMSE 平均疗程：13.3 周	80（3RCTs）	⊕⊕⊕○ 中等[1]	对照组 MMSE 平均分：17.40	MD 降低 0.96（−3.85，1.92）
ADAS-Cog 平均疗程：12 周	22（1RCT）	⊕⊕⊕○ 中等[1]	对照组 ADAS-Cog 平均分：35.0	MD 降低 2.0（−6.67，2.67）
ADL（高分优效型） 平均疗程：6 周	53（2RCTs）	⊕⊕⊕○ 中等[1]	对照组 ADL（高分优效型）平均分：67.95	SMD 增加 0.34SD（−0.20，0.89）
不良事件	3 项研究均报告了不良事件（AEs）。其中一项研究报告了治疗组发生了 2 例胃肠不适，1 例呼吸道感染，2 例跌倒或头晕，2 例妄想和 1 例水肿；对照组发生 2 例消化道不适，2 例发生呼吸道感染，1 例出现跌倒或头晕，1 例出现水肿，1 例听力受损。另一项研究报告了两组出现的一些轻微和短暂的不良反应，包括恶心（1 例）和便秘（1 例）。第 3 项研究报告了治疗组无不良事件发生。			
CI：可信区间；MD：均数差；SMD：标准化均数差				
1：样本量不足影响了结果的准确性				
纳入研究： MMSE：H1, H2, H3. ADAS-Cog：H97 ADL（高分优效型）：H1, H2.				

（2）口服中药 *vs* 多奈哌齐

有关口服中药与多奈哌齐比较的 RCTs 证据质量等级为低等至极低（表5-21），研究显示口服中药在改善 FAQ 分数方面优于多奈哌齐组，但是在 MMSE、ADAS-Cog、HDS 和 ADL（低分优效型）、ADL（高分优效型）评分方面，口服中药均未显示出优于多奈哌齐的疗效。没有研究采用 MoCA 指标作为结局指标。

表 5-21 口服中药 *vs* 多奈哌齐结果总结表

结局指标	患者人数（研究数量）	证据质量（GRADE）	预期绝对效应	
			多奈哌齐	口服中药与多奈哌齐比较（95%CI）
MMSE 平均疗程：18 周	2091（25RCTs）	⊕⊕⊕⊖ 低等[1][2]	对照组 MMSE 平均分：20.34	MD 增加 0.23（−0.36，0.81）
ADAS-Cog 平均疗程：14.3 周	286（6RCTs）	⊕⊖⊖⊖ 极低[1][2][3]	对照组 ADAS-Cog 平均分：19.01	MD 增加 0.84（−0.92，2.61）
HDS 平均疗程：8 周	256（1RCT）	⊕⊕⊕⊖ 低等[1][2]	对照组 HDS-R 评分：22.75	MD 增加 0.48（−0.36，1.32）
ADL（低分优效型）平均疗程：20.27 周	1354（15RCTs）	⊕⊖⊖⊖ 极低[1][2][3][4]	对照组 ADL（低分优效型）平均分：40.68	SMD 降低 0.09SD（−0.47，0.29）
ADL（高分优效型）平均疗程：12 周	73（1RCT）	⊕⊕⊖⊖ 低等[1][3]	对照组 ADL（高分优效型）平均分：50.47	SMD 增加 0.98SD（−1.47，0.49）
FAQ 平均疗程：52 周	104（1RCT）		基线不均衡	未予评估
不良事件	11 项研究报告了不良事件。其中 1 项研究报告了研究期间未发现不良事件。其他研究中报道的不良事件汇总如下：治疗组：胃肠道不适（36 例）；掌心发热和口干（1 例）；心动过缓（1 例）；皮疹（1 例）；谵妄（1 例）。对照组：胃肠道不适（85 例）；头晕（8 例）；头痛（3 例）；心动过缓（3 例）；皮疹（1 例）；失眠（11 例）。			

CI：可信区间；MD：均数差；SMD：标准化均数差

1：受试者和研究人员未设置盲法
2：统计学异质性较大
3：样本量不足影响了结果的准确性
4：采用 Egger 检验检测到发表偏倚

Study References
MMSE：H6~H30.
ADAS–Cog：H8，H10，H13，H16，H24，H29.
HDS：H20.
ADL（低分优效型）：H6，H9，H11，H13，H15，H17，H18，H20，H22，H23，H25，H26，H27，H29.
ADL（高分优效型）：H28.
FAQ：H19.

（3）（口服中药 + 多奈哌齐）vs 多奈哌齐

有关口服中药联合多奈哌齐与多奈哌齐比较的 RCTs 证据质量等级为中等至低等质量（表 5-22），研究显示：与单用多奈哌齐相比，口服中药联合多奈哌齐在改善 MoCA 评分方面没有显著性差异，但是在改善 MMSE、ADAS-Cog 和 ADL（低分优效型）评分方面口服中药联合多奈哌齐优于单用多奈哌齐。没有研究采用 HDS、ADL（高分优效型）指标作为结局指标。

表 5-22 （口服中药 + 多奈哌齐）vs 多奈哌齐结果总结表

结局指标	患者人数（研究数量）	证据质量（GRADE）	预期绝对效应	
			多奈哌齐	口服中药 + 多奈哌齐与多奈哌齐比较（95%CI）
MMSE 平均疗程：20 周	1159（16RCTs）	⊕⊕◯◯ 低等[1,2]	对照组 MMSE 平均分：18.05	MD 增加 2.06（1.29，2.84）
ADAS-Cog 平均疗程：22.3 周	490（7RCTs）	⊕⊕⊕◯ 中等[1]	对照组 ADAS-Cog 平均分：20.22	MD 降低 2.72（−4.07，−1.38）
MoCA 平均疗程：24 周	1（1RCTs）	⊕⊕◯◯ 低等[1,3]	对照组 MoCA 平均分：17.23	MD 增加 1.70（−0.08，3.48）
ADL（低分优效型）平均疗程：25.78 周	639（9RCTs）	⊕⊕◯◯ 低等[1,2]	对照组 ADL（低分优效型）平均分：41.73	SMD 降低 0.87SD（−1.22，−0.53）
不良事件	11 项研究报告了不良事件。其中 1 项研究报告了研究期间未发现不良事件。其他研究中报道的不良事件汇总如下：治疗组：胃肠道不适（36 例）；掌心发热和口干（1 例）；心动过缓（1 例）；皮疹（1 例）；谵妄（1 例）。对照组：胃肠道不适（58 例）；头晕（8 例）；头痛（3 例）；心动过缓（3 例）；皮疹（1 例）；失眠（11 例）；胃肠道不适、疲倦、情绪激越（27 例）			
CI：可信区间；MD：均数差；SMD：标准化均数差				
1：受试者和研究人员未设置盲法；2：统计学异质性较大；3：样本量不足影响了结果的准确性				

续表

结局指标	患者人数（研究数量）	证据质量（GRADE）	预期绝对效应	
			多奈哌齐	口服中药＋多奈哌齐与多奈哌齐比较（95%CI）
纳入研究： MMSE：H13，H17，H29，H67~H79. ADAS-Cog：H13，H29，H69，H72，H73，H78，H79. MoCA：H69. ADL（低分优效型）：H13，H17，H29，H67，H69，H72，H77，H78，H79.				

5. 单个中药复方/中成药的随机对照试验证据

在所纳入的随机对照试验中，共有 7 种中药复方/中成药出现在两个或两个以上的研究中。这些研究的对照措施均未采用非阳性对照。5 项研究比较了中药复方/中成药与西药之间的疗效，3 项研究采用中西医结合疗法（中药复方/中成药联合西药）与相同西药相比较的研究设计。

（1）口服中药 vs 西药

所纳入的研究分别以 MMSE、ADAS-Cog 和 ADL（低分优效型）量表作为结局指标，meta 分析结果总结见表 5-23。

1）MMSE

4 项研究采用复方海蛇胶囊为干预措施，其中 3 项研究（疗程 24~52 周）采用了多奈哌齐作为对照药物（H17，H29，H13），1 项研究采用了茴拉西坦作为对照药物（H57）。结果显示：治疗后复方海蛇胶囊组 MMSE 评分较治疗前明显改善，但改善程度不如多奈哌齐组；4 项研究治疗后合并结果显示，复方海蛇胶囊疗效不及多奈哌齐（MD −1.71[−2.66，−0.76]，I²=0%）。

共有 5 项 RCTs 采用益智健脑颗粒作为干预措施，3 项研究（疗程 8~12 周）采用多奈哌齐作为对照药物（H16，H18，H30），1 项研究采用吡拉西坦作为对照（H41），1 项研究采用石杉碱甲作为对照（H33）。结果显示益智健脑颗粒未优于多奈哌齐，两者疗效无显著性差异。这 5 项研究合并后结果显示益智健脑颗粒与西药疗效相同（MD 1.05[−0.48，2.58]，I²=81%），对 4 项疗程均为12 周的研究进行合并后发现益智健脑颗粒疗效略优于西药，且异质性较前降低（MD 1.71[0.21，3.20]，I²=58%）。

两项小样本的三臂试验分别将调心方和补肾方与多奈哌齐进行了 12 周的治疗后比较，发现它们之间疗效无显著性差异（H15，H23）。

2）ADAS-Cog

两项 RCTs（H13，H29）比较了复方海蛇胶囊与多奈哌齐疗效，经 24 周治疗后结果显示两者之间无显著性差异。

两项研究（H43，H55）采用藏药七十味珍珠丸，经 12 周治疗后发现七十味珍珠丸在改善 ADAS-Cog 方面疗效优于吡拉西坦（MD −4.11[−5.63，−2.59]，I²=0%）。

3）ADL（低分优效型）

3 项疗程为 12~52 周的研究探讨了复方海蛇胶囊治疗 AD 的疗效（H13，H17，H29）。治疗结束后提示复方海蛇胶囊可改善 ADL（低分优效型）量表评分，但疗效劣于多奈哌齐（SMD0.61[0.32，0.91]，I²=0%）；4 项疗程为 12 周 ~1 年的 RCTs 结果提示：经治疗后复方海蛇胶囊组较治疗前明显改善，但疗效稍劣于抗 AD 西药（多奈哌齐、茴拉西坦）（SMD 0.44[0.02，0.86]，I²=63%）（表 5-23）。

2 项研究结果发现藏药七十味珍珠丸疗效优于吡拉西坦（SMD −0.40[−0.72，−0.07]，I²=0%）（表 5-23）。

2 项小样本 RCTs 比较了益智健脑颗粒与抗 AD 西药（多奈哌齐、吡拉西坦）的疗效，治疗结束后提示两者疗效无显著性差异（表 5-23）。

表 5-23　中药复方 / 中成药 vs 西药：治疗后 meta 分析

干预措施	对照措施	结局指标	研究数量（患者人数 开始 / 结束）疗程	效应量 [95% CI]	I² %	纳入研究
复方海蛇胶囊	多奈哌齐	MMSE	3（189）24~52 周	MD −1.66 [−2.69，−0.63]*	0	H13，H17，H29
	西药	MMSE	4（251）12~52 周	MD −1.71 [−2.66，−0.76]*	0	H13，H17，H29，H57
	多奈哌齐	ADAS–Cog	2（106）24 周	MD 2.76 [−0.05，5.56]	0	H13，H29

续表

干预措施	对照措施	结局指标	研究数量(患者人数 开始/结束)疗程	效应量 [95% CI]	I^2 %	纳入研究
		ADL(低分优效型)	3(95/94) 24~52周	SMD 0.61 [0.32, 0.91]*	0	H13, H17, H29
	西药	ADL(低分优效型)	4(251) 12~52周	SMD 0.44 [0.02, 0.86]*	63	H13, H17, H29, H57
补肾方	多奈哌齐	MMSE	2(81) 12周	MD −1.91 [−3.93, 0.10]	0	H15, H23
调心方		MMSE	2(81) 12周	MD −1.50 [−3.51, 0.52]	0	H15, H23
益智健脑颗粒	多奈哌齐	MMSE	3(116) 8~12周	MD 0.36 [−2.00, 2.71]	80	H16, H18, H30
	西药	MMSE	5(198) 8~12周	MD 1.05 [−0.48, 2.58]	81	H16, H18, H30, H33, H41
	西药	ADL(低分优效型)	2(88) 12周	−0.06 [−0.46, 0.34]	0	H18, H41
藏药七十味珍珠丸	吡拉西坦	ADAS-Cog	2(148) 12周	MD −4.11 [−5.63, −2.59]*	0	H43, H55
		ADL(低分优效型)	2(148) 12周	SMD −0.40 [−0.72, −0.07]*	0	H43, H55

注: * 存在统计学显著性差异; CI: 可信区间; MD: 均数差; RE: 随机效应模型; SMD: 标准化均数差; ADAS-Cog: 阿尔茨海默病评估量表 - 认知部分; ADL: 日常生活能力量表; MMSE: 简易精神状态检查量表。

（2）(口服中药 + 西药)vs 西药

所纳入的研究分别以 MMSE、ADAS-Cog 和 ADL(低分优效型)量表作为结局指标,meta 分析结果总结见表 5-24。

1)MMSE

在报告了 MMSE 的中西医结合疗法 RCTs 中,有 3 项研究采用复方海蛇胶囊联合多奈哌齐为干预措施,其中 2 项研究疗程为 24 周(H13, H29),另 1 项疗程长达一年（H17）。合并后的结果显示复方海蛇胶囊联合多奈哌齐疗效优于单用多奈哌齐（MD 1.90[0.85, 2.95], I²=0%）。

对 2 项以补肾益智颗粒联合多奈哌齐为干预措施、疗程持续 24 周的 RCTs 合并后发现补肾益智颗粒联合多奈哌齐的疗效优于单用多奈哌齐（MD 3.28[2.78, 3.78], I²=0%）（H72, H77）。

由同一研究团队进行的两项小型 RCTs 试验（n=58）（H88, H89）比较了高丽参胶囊（4.5g）联合西药（多奈哌齐、美金刚、吡拉西坦等）与单用西药的疗效。经 12 周治疗后，高丽参胶囊联合西药组评分较对照组有显著改善（MD 2.84[0.60, 5.09], I²=0%）。

2）ADAS-Cog

两项疗程为 24 周研究（H13, H29）治疗结束后结果提示：复方海蛇胶囊联合多奈哌齐组在改善 ADAS-Cog 方面优于单用多奈哌齐组（MD –2.78[–5.13, –0.42], I²=0%）。

两项有关高丽参胶囊联合西药与单用西药比较的 RCTs 结果显示：经 12 周治疗后，未发现两组之间 ADAS-Cog 评分有显著性差异（MD –2.17[–7.35, 3.02], I²=0%）。

3）ADL（低分优效型）

3 项 RCTs 采用复方海蛇胶囊联合多奈哌齐为干预措施，疗程结束时发现该疗法在改善 ADL（低分优效型）量表上优于单用多奈哌齐（SMD –0.93[–1.35, –0.52], I²=47%）。

补肾益智颗粒联合多奈哌齐的疗效与单用多奈哌齐疗效无显著性差异，但该结果是基于 2 项 RCTs 得出，且其中一项研究的 ADL 基线分数明显不均衡（H77）。

（3）单个中药复方或中成药 meta 分析简述与结论

meta 分析结果显示，在改善 MMSE、ADL（低分优效型）量表评分方面，复方海蛇胶囊的疗效不及多奈哌齐，而 ADAS-Cog 评分则显示两者疗效无显著性差异。然而需注意的是，复方海蛇胶囊组治疗后量表评分较治疗前有明显改善，因此复方海蛇胶囊仍显示了一定的疗效；并且中西医结合疗法（复方海蛇胶囊＋多奈哌齐）在改善 MMSE、ADAS-Cog 和 ADL（低分优效型）方面效果优于单用多奈哌齐。

表 5-24　（中药复方 / 中成药 + 西药）*vs* 西药：治疗后 meta 分析

干预措施	对照措施	结局指标	研究数量（患者人数 开始 / 结束）疗程	效应量 [95% CI]	I²%	纳入研究
复方海蛇胶囊 + 多奈哌齐	多奈哌齐	MMSE	3（190）24~52 周	MD 1.90 [0.85, 2.95]*	0	H13, H17, H29
		ADAS-Cog	2（111）24 周	MD −2.78 [−5.13, −0.42]*	0	H13, H29
		ADL（低分优效型）	3（193）24~52 周	SMD −0.93 [−1.35, −0.52]*	47	H13, H17, H29
补肾益智颗粒 + 多奈哌齐	多奈哌齐	MMSE	2（165）24 周	MD 3.28 [2.78, 3.78]*	0	H72, H77
		ADL（低分优效型）	2（165）24 周	SMD −1.04 [−2.66, 0.58]	95	H72, H77
高丽参胶囊 + 西药	西药	MMSE	2（58）12 周	MD 2.84 [0.60, 5.09]*	0	H88, H89
		ADAS–Cog	2（58）12 周	MD −2.17 [−7.35, 3.02]	0	H88, H89

注：* 存在统计学显著性差异；CI：可信区间；MD：均数差；RE：随机效应模型；SMD：标准化均数差；ADAS-Cog：阿尔茨海默病评估量表 - 认知部分；ADL：日常生活能力量表；MMSE：简易精神状态检查量表。

在改善 MMSE、ADL（低分优效型）量表评分方面，益智健脑颗粒疗效未优于多奈哌齐、吡拉西坦或石杉碱甲；而补肾益智颗粒联合多奈哌齐与多奈哌齐相比，可以更好地改善 MMSE 的分数。藏药七十味珍珠丸较吡拉西坦更能降低 ADAS-Cog、ADL（低分优效型）量表得分。

两项短疗程、小样本的 RCTs 提示高丽参胶囊联合西药可提高 MMSE 评分，且与单独使用西药相比，具有显著性差异。而对于 ADAS-Cog 评分则没有显示同样的趋势。

上述研究结果存在的问题：①所有纳入 meta 分析的合并样本量均较小（少于 400 人）；②所有纳入的中成药均为商业制剂，因此研究结果可能存在偏倚;③补肾方和调心方虽然不是商业制剂,但有关它们的研究是由同一研究团队实施的,同样2项关于高丽参胶囊的研究也来自同一研究团队;④大多数纳入的研究疗程较短,盲法实施存在缺陷。因此,综合来看,很难对单个中药方剂或中成药治疗阿尔茨海默病的疗效得出肯定的结论。

6. 单个中药复方或中成药治疗 AD 的 GRADE 评价

根据临床用药指南、专家意见及纳入研究的具体情况等,对重要的 PICO 问题做进一步的 GRADE 证据质量评价。选择以多奈哌齐(WHO 推荐的一线用药)作为对照措施的、研究数目最多的中药复方或中成药研究,结局评价指标包括 MMSE、HDS、ADAS-Cog、MoCA、ADL(低分优效型)、ADL(高分优效型)、FAQ。

最后两种已上市的中成药:复方海蛇胶囊(主要成分:远志、石菖蒲、玉足海参、南海半环海蛇等)和益智健脑颗粒(主要成分淫羊藿、锁阳、川续断、刺五加、柏子仁、水蛭、田七等)入选 GRADE 证据总结表。

(1)复方海蛇胶囊 vs 多奈哌齐

复方海蛇胶囊 vs 多奈哌齐的相关研究证据质量级别为低等质量(表5-25)。治疗后 MMSE、ADAS-Cog、ADL(低分优效型)评分显示复方海蛇胶囊疗效并不优于多奈哌齐;其余结局指标未报告。

表 5-25　复方海蛇胶囊 vs 多奈哌齐结果总结表

结局指标	患者人数(研究数量)	证据质量(GRADE)	预期绝对效应	
			多奈哌齐	口服复方海蛇胶囊与多奈哌齐比较(95%CI)
MMSE 平均疗程:33.3周	189 (3RCTs)	⊕⊕◯◯ 低等[1,2]	对照组 MMSE 平均分:21.03	MD 降低 1.66 (−2.69, −0.63)
ADAS-Cog 平均疗程:24.0周	106 (2RCTs)	⊕⊕◯◯ 低等[1,2]	对照组 ADAS-Cog 平均分:16.40	MD 增加 2.76 (−0.05, 5.56)
ADL(低分优效型) 平均疗程:33.3周	189 (3RCTs)	⊕⊕◯◯ 低等[1,2]	对照组 ADL(低分优效型)平均分:42.33	SMD 增加 0.61SD (0.32, 0.91)

续表

结局指标	患者人数（研究数量）	证据质量（GRADE）	预期绝对效应	
			多奈哌齐	口服复方海蛇胶囊与多奈哌齐比较（95%CI）
不良事件	3项研究均报告了不良事件。研究中报道的不良事件汇总如下：治疗组：腹痛（1例）；腹胀（1例）；腹泻（2例）；厌食症（1例）；心动过缓（1例）；皮疹（1例）；恶心、呕吐（2例）。对照组：恶心呕吐（12例）；头晕（1例）；头痛（1例）；皮疹（2例）；腹泻（2例）			

CI：可信区间；MD：均数差；SMD：标准化均数差

1：受试者和研究人员未设置盲法；2：样本量不足影响了结果的准确性

纳入研究：

MMSE：H13，H17，H29.

ADAS-Cog：H13，H29.

ADL（低分优效型）：H13，H17，H29.

（2）益智健脑颗粒 vs 多奈哌齐

益智健脑颗粒 vs 多奈哌齐的相关研究证据质量级别为低等至极低等质量（表5-26）。治疗后MMSE、ADAS-Cog、ADL（低分优效型）量表评分显示两组之间疗效无统计学差异；其余结局指标未报告。

表5-26　益智健脑颗粒 vs 多奈哌齐结果总结表

结局指标	患者人数（研究数量）	证据质量（GRADE）	预期绝对效应	
			多奈哌齐	口服益智健脑颗粒与多奈哌齐比较（95%CI）
MMSE 平均疗程：10.67周	116（3RCTs）	⊕○○○ 极低[1][2][3]	对照组MMSE平均分：19.16	MD增加0.36（−2.0，2.71）
ADAS-Cog 平均疗程：12周	20（1RCT）	⊕○○○ 极低[1][3]	对照组ADAS-Cog平均分：18.13	MD增加1.62（−2.67，5.91）
ADL（低分优效型）平均疗程：12周	56（1RCT）	⊕⊕○○ 低等[1][3]	对照组ADL（低分优效型）平均分：42.33	SMD增加0.21SD（−2.0，2.42）

续表

结局指标	患者人数（研究数量）	证据质量（GRADE）	预期绝对效应	
			多奈哌齐	口服益智健脑颗粒与多奈哌齐比较（95%CI）
不良事件	研究均未对不良事件进行报道			
CI：可信区间；MD：均数差；SMD：标准化均数差				
1：受试者和研究人员未设置盲法；2：统计学异质性较大；3：样本量不足影响了结果的准确性				
纳入研究： MMSE：H16，H18，H30. ADAS-Cog：H16. ADL（低分优效型）：H18.				

（3）（复方海蛇胶囊 + 多奈哌齐）*vs* 多奈哌齐

（复方海蛇胶囊 + 多奈哌齐）*vs* 多奈哌齐的相关研究证据质量级别为低等至极低质量（表 5-27）。治疗后结果显示复方海蛇胶囊 + 多奈哌齐能显著改善 MMSE、ADAS-Cog 及 ADL（低分优效型）量表评分，且效果优于单用多奈哌齐；其余结局指标未报告。

表 5-27　（复方海蛇胶囊 + 多奈哌齐）*vs* 多奈哌齐结果总结表

结局指标	患者人数（研究数量）	证据质量（GRADE）	预期绝对效应	
			多奈哌齐	口服复方海蛇胶囊+多奈哌齐与多奈哌齐比较（95% CI）
MMSE 平均疗程：33.3 周	190（3RCTs）	⊕⊕○○ 低等[1,2]	对照组 MMSE 平均分：21.03	MD 增加 1.90（0.85，2.95）
ADAS-Cog 平均疗程：24.0 周	111（2RCTs）	⊕⊕○○ 低等[1,2]	对照组 ADAS-Cog 平均分：16.40	MD 降低 2.78（−5.13，−0.42）
ADL（低分优效） 平均疗程：33.3 周	193（3RCTs）	⊕○○○ 极低[1,2,3]	对照组 ADL（低分优效型）平均分：42.33	SMD 降低 0.93SD（−1.35，−0.52）

续表

结局指标	患者人数（研究数量）	证据质量（GRADE）	预期绝对效应	
			多奈哌齐	口服复方海蛇胶囊 + 多奈哌齐与多奈哌齐比较（95% CI）
不良事件	3 项研究均报告了不良事件。研究中报道的不良事件汇总如下：治疗组：恶心呕吐（13 例）；胃痛（2 例）；腹胀（1 例）；厌食（5 例）；头晕（2 例）；头痛（2 例）。对照组：恶心呕吐（12 例）；头晕（1 例）；头痛（1 例）；皮疹（2 例）；腹泻（2 例）			
CI：可信区间；MD：均数差；SMD：标准化均数差				
1：受试者和研究人员未设置盲法；2：统计学异质性较大；3：样本量不足影响了结果的准确性				
纳入研究： MMSE：H13, H17, H29. ADAS-Cog：H13, H29. ADL（低分优效型）：H13, H17, H29.				

（4）（益智健脑颗粒 + 多奈哌齐）vs 多奈哌齐

（益智健脑颗粒 + 多奈哌齐）vs 多奈哌齐的相关研究证据质量级别为低等质量（表 5-28）。治疗后结果显示：在改善 MMSE 及 ADL（低分优效型）评分方面，益智健脑颗粒 + 多奈哌齐与单用多奈哌齐疗效无显著性差异；其余结局指标未报告。

表 5-28 （益智健脑颗粒 + 多奈哌齐）vs 多奈哌齐结果总结表

结局指标	患者人数（研究数量）	证据质量（GRADE）	预期绝对效应	
			多奈哌齐	口服益智健脑颗粒 + 多奈哌齐与多奈哌齐比较（95%CI）
MMSE 平均疗程：12 周	40（1RCT）	⊕⊕○○ 低等[1][2]	对照组 MMSE 平均分：19.17	MD 增加 0.93（−1.16, 3.02）
ADL（低分优效） 平均疗程：12 周	40（1RCT）	⊕⊕○○ 低等[1][2]	对照组 ADL（低分优效型）平均分：39.19	SMD 降低 0.34 SD（−0.97, 0.28）

续表

结局指标	患者人数（研究数量）	证据质量（GRADE）	预期绝对效应	
			多奈哌齐	口服益智健脑颗粒+多奈哌齐与多奈哌齐比较（95%CI）
不良事件	研究均未对不良事件进行报道			
CI：可信区间；MD：均数差；SMD：标准化均数差				
1：受试者和研究人员未设置盲法；2：样本量不足影响了结果的准确性				
纳入研究： MMSE：H67. ADL（低分优效型）：H67				

7. 认知功能结局指标的 meta 分析所纳入的 RCTs 中常用中药频次

记忆和认知功能的下降是 AD 最主要临床表现，也是困扰 AD 患者学习和生活的重要方面。为了进一步探寻到底哪些中药对改善 AD 患者的认知功能有着积极的推动作用，我们对以包含认知功能结局指标的 meta 分析所纳入的 RCTs 中常用中药频次进行进一步总结。由于极少数研究采用安慰剂作为对照，因此我们仅对下述两种情况进行了分析：

（1）口服中药 vs 多奈哌齐

治疗后的 meta 分析结果显示口服中药与多奈哌齐均能在一定程度上改善 AD 患者的认知功能（包括 MMSE、ADAS-Cog、HDS），两者疗效相似。口服中药 vs 多奈哌齐在改善认知功能的 meta 分析所纳入的 RCTs 中常用中药如表5-29 所示。

（2）（口服中药 + 多奈哌齐）vs 多奈哌齐

治疗后的 meta 分析结果显示口服中药 + 多奈哌齐在改善 AD 患者的认知功能（包括 MMSE、ADAS-Cog）方面优于单用多奈哌齐。（口服中药 + 多奈哌齐）vs 多奈哌齐在改善认知功能的 meta 分析所纳入的 RCTs 中常用中药如表5-30 所示。

表5-29 改善认知功能结局指标的 **RCTs** 中常用中药频次：口服中药 *vs* 多奈哌齐

分类	认知功能结局指标	研究数量	中药名称	采用该中药的研究数	植物学名
中药 *vs* 多奈哌齐（等效）	MMSE，ADAS-Cog，HDS	25RCTs*	石菖蒲	12	*Acorus tatarinowii* Schott
			熟地黄	9	*Rehmannia glutinosa* Libosch.
			淫羊藿	8	*Epimedium* spp.
			远志	8	*Polygala tenuifolia* Willd.
			何首乌	6	*Polygonum multiflorum* Thunb.
			川芎	6	*Ligusticum chuanxiong* Hort.
			山茱萸	6	*Cornus officinalis* Sieb. et Zucc.
			黄芪	5	*Astragalus membranaceus* (Fisch.)Bge.
			桂枝	5	*Cinnamomum cassia*(L.) J.Presl
			茯苓	5	*Poria cocos*(Schw.)Wolf
			甘草	5	*Glycyrrhiza* spp.
			当归	4	*Angelica sinensis*(Oliv.) Diels
			党参	4	*Codonopsis pilosula*(Franch.) Nannf.
			锁阳	4	*Cynomorium songaricum* Rupr.
			续断	4	*Dipsacus asperoides* C. Y. Cheng et T. M. Ai
			水蛭	4	*Hirudo* or *Whitmania* spp.

注：* 纳入研究来源于表5-8、表5-9、表5-11

表 5-30　改善认知功能结局指标的 **RCTs** 中常用中药频次：

口服中药＋多奈哌齐 *vs* 多奈哌齐

分类	认知功能结局指标	研究数量	中药名称	采用该中药的研究数	植物学名
中药＋多奈哌齐 *vs* 多奈哌齐（优效）	2（MMSE，ADAS-Cog）	17RCTs*	石菖蒲	8	*Acorus tatarinowii* Schott
			茯苓	7	*Poria cocos*（Schw.）Wolf
			地黄	7	*Rehmannia glutinosa* Libosch.
			远志	7	*Polygala tenuifolia* Willd.
			何首乌	4	*Polygonum multiflorum* Thunb.
			甘草	4	*Glycyrrhiza* spp.
			山茱萸	4	*Cornus officinalis* Sieb. et Zucc.
			丹参	4	*Salvia miltiorrhiza* Bge.
			人参	3	*Panax ginseng* C. A. Mey.
			黄芪	3	*Astragalus membranaceus*（Fisch.）Bge.
			川芎	3	*Ligusticum chuanxiong* Hort.
			淫羊藿	3	*Epimedium* spp.
			水蛭	3	*Hirudo* or *Whitmania* spp.
			益智仁	3	*Alpinia oxyphylla* Miq.
			葛根	3	*Pueraria lobata*（Willd.）Ohwi

注：* 纳入研究来源于表 5-7、表 5-13

　　总的来说，改善认知功能的 meta 分析所纳入的 RCTs 中常用中药与口服中药类 RCTs 中常用的中药基本一致（表 5-2），这也表明，以报告认知功能结局的 meta 分析中所纳入的 RCTs 中常用的中药在治疗 AD 的中药中具有一定的代表性。

（二）口服中药类的非随机对照试验

1. 基本特征

共纳入 8 项 CCTs 进行最后的分析。这 8 项 CCTs 的治疗疗程为波动在 8 周~2 年不等，干预措施包括单味中药提取物、中药复方、中成药，每项研究采用的中药干预措施均不相同，其中 1 项采用陈皮提取物（H111），其余的研究均为中药复方及中成药。中成药包括还智胶囊、抗衰灵胶囊、益智健脑颗粒。

两项 CCTs 在纳入 AD 患者时提到了中医证型，分别为肾气不足（H112）、髓海不足（H113）。

对 8 项纳入的 CCTs 中的中药用药频率进行分析，结果发现其高频用药与口服中药 RCTs 中的高频用药极为极为相似（表 5-31）。

表 5-31　口服中药类非随机对照试验的常用中药

中药名称	植物学名	研究数量
茯苓	*Poria cocos*（Schw.）Wolf	4
远志	*Polygala tenuifolia* Willd.	4
人参	*Panax ginseng* C. A. Mey.	3
甘草	*Glycyrrhiza* spp.	3
地黄（熟地黄）	*Rehmannia glutinosa* Libosch.	3（1）
桂枝	*Cinnamomum cassia* Presl.	3
陈皮	*Citrus reticulata* Blanco	3
石菖蒲	*Acorus tatarinowii* Schott	2
党参	*Codonopsis pilosula*（Franch.）Nannf.	2

2. 疗效评价指标

（1）简易精神状态检查量表（MMSE）

MMSE 是最常用的结局指标之一。1 项疗程为 52 周的 CCT（$n=52$）比较了加味温胆汤与常规护理之间的疗效，结果发现治疗后治疗组虽无明显改善，但是对照组症状明显加重，最后两组之间的疗效在统计学上仍无显著性差异（MD 0.50[−2.70, 3.70]）（H114）（表 5-32）；一项疗程为 12 周的三臂试验分别比较了调心方、补肾方与多奈哌齐的疗效,结果提示三者之间无显著性差异(H112);另一项CCT比较益智健脑颗粒与吡拉西坦疗效,12周疗程结束后提示益智健脑颗粒疗效更为显著(H115)。此外,一项CCT(*n*=100)研究提示经24周治疗后,还智胶囊与吡硫醇疗效无显著性差异(MD 1.00[−0.57, 2.57])(H113)。

表5-32 口服中药 *vs* 对照措施:治疗后MMSE分数(非随机对照试验)

对照措施	研究数量 (疗程/周)	受试者人数	MD[95% CI]RE	I^2%	纳入研究
常规护理	1(52)	52	0.50[−2.70, 3.70]	NA	H114
多奈哌齐	1(12)	调心方:51	调心方:−1.00[−3.96, 1.96]	NA	H112
		补肾方:51	补肾方:−1.45[−4.42, 1.52]		
吡拉西坦	1(12)	100	1.47[0.75, 2.19]*	NA	H115
吡硫醇	1(24)	100	1.00[−0.57, 2.57]	NA	H113

注:* 存在统计学显著性差异;CI:可信区间;MD:均数差;RE:随机效应模型;MMSE:简易精神状态检查量表。

两项CCTs比较了中西医药结合疗法与多奈哌齐疗效。Seki等采用陈皮提取物联合多奈哌齐治疗11名患者,对照组则单独服用多奈哌齐,疗程为一年。由于两组治疗前MMSE基线不均衡,治疗组基线平均分明显低于对照组,这使得治疗组在治疗后分数仍比对照组低(H111)。Kudoh等采用人参养荣汤联合多奈哌齐作为干预措施(*n*=23),经两年治疗后结果提示,与单用多奈哌齐相比,两组疗效无显著性差异(H116)。

(2)长谷川痴呆量表(HDS)

一项CCT(疗程12周,*n*=100)采用HDS量表比较益智健脑颗粒与吡拉西坦之间的疗效(H115),治疗结束后发现益智健脑颗粒组HDS评分较吡拉西坦组有显著改善(MD 3.23[2.42, 4.04]),相同的结果也见于一项采用相同治疗措施与相似结局指标的RCT(H41),但两项研究均由同一研究小组完成。

(3)ADAS认知部分(ADAS-Cog)

两项CCTs研究了不同中药联合多奈哌齐在足量疗程情况下的疗效。其中一项有关陈皮提取物研究（$n=11$）中两组 ADAS-Cog 评分基线均衡，但结果显示两者疗效无显著性差异（H111）；另一项有关人参养荣汤联合多奈哌齐的研究中（$n=23$），为期 2 年的长疗程结束后的结果提示：人参养荣汤联合多奈哌齐的疗效优于单用多奈哌齐（MD −6.00[−9.55, −2.45]）（H116）。

（4）ADL（低分优效型）

两项 CCTs 对 CHM 与抗 AD 药进行比较，其中一项疗程 12 周的研究（$n=68$）发现补肾方与多奈哌齐疗效无显著性差异（SMD 0.03[−0.45, 0.50]）（H112）；另一相同疗程的研究（$n=100$）发现疗程结束时益智健脑颗粒的疗效优于吡拉西坦（SMD −0.90[−1.31, −0.49]）（H115），但这两项研究合并后未发现两组间存在显著性差异（SMD −0.44[−1.35, 0.47], $I^2=88$）。（表 5-33）

表 5-33　口服中药 *vs* 西药：治疗后 ADL（低分优效型）分数（非随机对照试验）

对照措施	研究数量（疗程／周）	受试者人数	效应量 SMD [95%CI]	I^2%	纳入研究
多奈哌齐	1（12）	68	0.03[−0.45, 0.50]	NA	H112
吡拉西坦	1（12）	100	−0.90[−1.31, −0.49]*	NA	H115
合并效应量	2（12）	168	−0.44[−1.35, 0.47]	88	以上全部

注：* 存在统计学显著性差异；CI：可信区间；SMD：标准化均数差；RE：随机效应模型；ADL：日常生活能力量表。

此外，一项 CCT（$n=100$）报告还智胶囊与吡硫醇疗效无显著性差异（H113），另一项研究（$n=224$）发现与维生素 B$_6$ 相比，抗衰灵胶囊可显著改善 ADL 评分（MD −0.34[−0.61, −0.08]）（H117）。

（5）其他结局指标

一项研究（H115）（$n=100$）比较益智健脑颗粒与吡拉西坦疗效，发现经 12 周治疗后，益智健脑颗粒组可明显改善记忆商数（MQ）评分（MD 4.97 [1.09, 8.85]）。

Kudoh 等（2015）采用 NPI 量表评价人参养荣汤与多奈哌齐的疗效（$n=23$），6 个月后的疗效（MD −3.00[−6.14, 0.14]）及 2 年后疗效（MD −1.50[−5.14, 2.14]）均无显著性差异（H116）。

（三）口服中药类无对照研究

共纳入 19 项研究 CHM 治疗 AD 的无对照试验（n=811），其中 1 项研究采用多个中药处方（H119），所以 19 项研究包括 22 种干预措施，其中 1 项研究为静滴中成药 + 西药（丹红注射液 + 盐酸甲氯芬酯注射液），6 项研究未对干预措施中的中药复方命名，1 项研究采用肉苁蓉提取物，余研究均为口服中药复方。

10 项研究对中医证型进行了报道，频率最高的辨证分型包括以下几种：

- 脾肾两虚（4 项研究）
- 髓海不足 / 髓海空虚（4 项研究）
- 痰瘀阻窍 / 痰瘀阻络（3 项研究）
- 痰浊阻窍（2 项研究）
- 肝肾阴虚（2 项研究）
- 心肾两虚（2 项研究）

中药处方中的高频用药情况如下表所列，它与 RCTs 中使用频率高的中药极为相似。但值得注意的是，葛根、半夏、桃仁在 NCS 中使用频率较高，这一点与 RCTs 中的高频用药不同（表 5-34）。

表 5-34　口服中药类无对照研究的常用中药

中药名称	植物学名	研究数量
菖蒲（石菖蒲）	*Acorus spp.*（A. tatarinowii Schott）	10（8）
远志	*Polygala tenuifolia* Willd.	9
葛根	*Pueraria lobata*（Willd.）Ohwi	8
川芎	*Ligusticum chuanxiong* Hort.	7
地黄（熟地黄）	*Rehmannia glutinosa* Libosch.	7（5）
党参	*Codonopsis pilosula*（Franch.）Nannf.	7
枸杞子	*Lycium barbarum* L.	7
甘草	*Glycyrrhiza* spp.	6
人参	*Panax ginseng* C. A. Mey.	6
黄芪	*Astragalus membranaceus*（Fisch.）Bge.	6

续表

中药名称	植物学名	研究数量
茯苓	*Poria cocos*（Schw.）Wolf	6
栀子	*Gardenia jasminoides* Ellis	5
白术	*Atractylodes macrocephala* Koidz.	5
淫羊藿	*Epimedium* spp.	5
白芍	*Paeonia lactiflora* Pall.	4
何首乌	*Polygonum multiflorum* Thunb.	4
五味子	*Schisandra chinensis*（Turcz.）Baill.	4
当归	*Angelica sinensis*（Oliv.）Diels	4
半夏	*Pinellia ternata*（Thunb.）Breit.	4
桃仁	*Prunus persica*（L.）Batsch	4

四、中药治疗阿尔茨海默病的安全性

在纳入的 110 项 RCTs 中，有 53 项研究提及了不良反应，其中 38 项研究中报道了发生不良反应的确切人次（治疗组：144，对照组：216）。总的来说，胃肠道症状（恶心/呕吐、厌食、腹泻）在两组中出现频率最高（治疗组：43 例，对照组：38 例）；其次是头晕（治疗组：9 例，对照组：3 例）；5 例患者（治疗组：1 例，对照组：4 例）出现头痛；此外还有其他不良事件，但出现频率很低。一项研究报道了对照组治疗后谷丙转氨酶（ALT）水平升高。所有研究均未发生严重不良事件（SAE）。

2 项 CCTs 报道无不良事件发生，3 项 CCTs 报道了有特定的不良事件发生，但这些不良事件均较轻微。大部分不良事件的数据来自于 H117、H113。治疗组中出现最多的不良事件为激越（$n=10$），口干（$n=10$），而对照组中发生最多的不良事件为唾液分泌增多（$n=10$）以及失眠。

在 NCS 中，仅 1 项研究报告了不良事件（H124），即 60 例的 AD 受试者中有 8 名患者出现了不良事件（焦虑：1 例；头晕：1 例；恶心：2 例；心慌：2 例；失眠：1 例；腹泻：1 例）。

五、总结

（一）中药代表方治疗阿尔茨海默病的临床证据

本书第二章中共提到 7 个有关 AD 的中医辨证分型，根据这 7 个中医辨证分型推荐了 7 个中药代表方。从本章所纳入的 RCTs 可看出，这 7 个代表方中有 6 个以干预措施的形式出现在至少一项 RCT 研究中。其中七福饮、洗心汤、通窍活血汤、黄连解毒汤分别出现在 2 项 RCTs 中。还少丹、归脾汤分别出现在 1 项 RCT 中。当然，这些中药代表方在临床试验中也进行了适当的加减。由于一些研究是根据辨证论治采用多个中药方作为研究中的干预措施，而这些研究没有分别对不同证型、不同方药的亚组人群进行进一步的结局报道，因此，我们未能对每个代表方的疗效进行进一步评估。通窍活血汤出现在 3 个 RCTs 和 1 个 NCT 中，七福饮、洗心汤、归脾汤和黄连解毒汤出现在 2 个 RCTs 研究中，还少丹出现在一个 RCT 研究中，天麻钩藤饮没有出现在纳入的 RCTs 中。而 CCTs 中则没有代表方作为干预措施。

一项研究（n=210）结果提示：经 12 周治疗后，黄连解毒汤在改善 MMSE 和 ADAS-Cog 分数方面与吡拉西坦的疗效相似（MMSE：MD 2.09[-1.20, 5.38], ADAS-Cog：MD -0.49[-3.75, 2.77]）；另一项疗程为 12 周的研究采用了中西医结合疗法（n=100），结果显示在改善 MMSE 评分方面，黄连解毒汤联合石杉碱甲疗效优于单用石杉碱甲（MD 5.00[3.44, 6.56]），但在改善 ADL（低分优效型）评分方面，两者无显著性差异（SMD -0.08[-0.47, 0.32]）（H80）。

一项研究（n=40）结果显示，经 12 周治疗后，尽管归脾汤具有提高 MMSE 分数的趋势，但与空白治疗相比，两者之间无明显差异（H4）。

总的来说，这些治疗 AD 的中药代表方似乎在短期内对改善 AD 的症状有一定的作用，但这些证据只是建立在单一或者两个研究的基础上，因此很难得出可靠的结论。

（二）口服类中药治疗阿尔茨海默病的证据总结

目前，有大量的有关中药治疗 AD 的临床研究发表，其中大多数研究为

RCTs，少数为 CCTs 和 NCS。其中的原因可能与大部分的 NCS 未明确指出纳入 AD 患者的诊断标准，而仅提到纳入老年性痴呆患者，因此未能纳入本次分析。

大部分纳入的研究未描述中医证型，只有近 1/3 的研究在纳入标准或干预措施中报道了 AD 患者的中医证型情况。临床研究中出现频率较高的中医证型与第二章中所提到的 AD 辨证分型基本一致。

仅小部分研究以安慰剂/空白治疗作为对照措施，因此无法评估中药的绝对效应。多数 RCTs 的研究设计为中药 vs 西药或者（中药 + 西药）vs 西药。在对照措施中，多奈哌齐和吡拉西坦使用频率最高，其次是石杉碱甲，极少研究的干预措施为美金刚，而其他 ChEI 药物（如加兰他敏、利斯的明、他克林等）则没有出现在纳入的临床研究中。

尽管这些临床研究报道了相对数量的结局指标，但只有 MMSE 有足够的研究数进行合并，其次为 ADAS-Cog 和 ADL。然而，这些研究的疗程相对较短，多数疗程波动在 1~6 个月，而且很少研究进行了治疗后随访。

meta 分析结果显示：口服中药与多奈哌齐治疗后疗效无显著性差异，但这一结果存在较高的异质性。5 项疗程为 24 周的 RCTs 合并后发现口服中药组与多奈哌齐组的 MMSE 平均分都提高了 3 分，虽然两组之间仍无显著性差异，但研究间的异质性却有所降低。同样的结果也出现在采用 ADAS-Cog 量表的少数几个研究中，治疗 24 周后两组（中药组与多奈哌齐组）ADAS-Cog 评分均降低 3 分，虽然没有异质性，但纳入的样本量偏小。另外，口服中药 + 多奈哌齐的临床疗效优于单用多奈哌齐。经 24 周治疗后治疗组的 MMSE 平均分增加 3 分左右，研究间存在轻度异质性；治疗组 ADAS-Cog 平均下降 2.8 分左右，且无异质性存在。

由于纳入的研究大多数未明确指明 ADL 量表版本的确切来源，因此在进行 meta 分析的过程中，我们对 ADL 的结果采用标准化均数差（SMD）进行计算，但 SMD 属于一个相对指标，某些情况下相对指标并不能反映研究中真实的效应变化幅度，从而影响了结论的可信程度和临床意义。在改善 ADL（低分优效型）分数方面，口服中药与多奈哌齐相比疗效无显著性差异，且研究间存在较大异质性；亚组分析提示疗程为 24 周的研究合并后，口服中药组仍未优于多奈哌齐组,但异质性有所下降。中西医结合疗法的研究则证明口服中药 + 多奈哌齐在降低 ADL(低分优效型)量表分数方面明显优于单用多奈哌齐。

各有 3 项 RCTs 探讨了益智健脑颗粒和复方海蛇胶囊对于 AD 的疗效情况。此外,一项 CCT 也研究了益智健脑颗粒改善 MMSE 评分的情况。meta 分析提示复方海蛇胶囊 + 多奈哌齐能显著改善 MMSE、ADAS-Cog 及 ADL(低分优效型)评分,且效果优于单用多奈哌齐。

尽管现代中药临床试验中的中药处方命名各不相同,但药味组成方面却有很多相似之处。常用药物包括开窍药:远志、石菖蒲;补益药:茯苓、熟地黄、人参、甘草、淫羊藿、黄芪、枸杞子、何首乌、山茱萸;活血药:川芎、当归、丹参等。这些常用的中药不仅在总体的 RCTs 研究中,还在改善认知功能结局指标的 RCTs 及 NCS 中均保持了很好的一致性。

在报道了不良事件的临床研究中,没有研究报道了出现严重不良事件。但是由于有超过半数的临床研究并未对研究的安全性进行报道,因此,很难得出中药治疗 AD 的安全性结论。只是治疗 AD 的中药多为临床实践中常用的药物,发生不良事件的风险较低,中药的耐受性较好。

由于纳入的研究中只有一项 NCS 探讨了静滴类中成药的疗效,故本章未能对静脉用中成药治疗 AD 的疗效及安全性进行深入的分析及总结。

总之,纳入研究的方法学质量普遍偏低,多数未使用盲法,结果可能存在一定程度偏倚。然而,在根据随机序列产生是否为"低风险"的敏感性分析中,meta 分析结果与整体 meta 分析基本一致。

参 考 文 献

1. 国家药典委员会. 中华人民共和国药典. 北京:中国医药科技出版社,2010.

2. 江苏新医学院. 中药大辞典. 上海:上海科学技术出版社,1986.

3. dos Santos-Neto LL, Toledo MADT, Medeiros-Souza P, et al. The use of herbal medicine in Alzheimer's disease—A systematic review. Evid-Based Compl Alt, 2006, 3(4):441-445.

4. May BH, Xue CCL, Yang AWH, et al. Herbal medicine for dementia:a systematic review. Phytother Res, 2009, 23(4):447-459.

5. Perry E, Howes MJ. Medicinal plants and dementia therapy:herbal hopes for brain aging?

CNS Neurosci Ther, 2011, 17(6): 683-698.

6. Fu LM, Li JT. A systematic review of single Chinese herbs for Alzheimer's disease treatment. Evid-Based Compl Alt, 2011: 1-8.

7. Okamoto H, Iyo M, Ueda K, et al. Yokukan-san: a review of the evidence for use of this Kampo herbal formula in dementia and psychiatric conditions. Neuropsychiatric Disease and Treatment, 2014, 10: 1727-1742.

8. Zeng LF, Wang NS, Wang Q, et al. Oral Chinese herbal medicine for kidney nourishment in Alzheimer's disease: a systematic review of the effect on MMSE index measures and safety. Complement Ther Med, 2015, 23(2): 283-297.

9. Neale C, Camfield D, Reay J, et al. Cognitive effects of two nutraceuticals Ginseng and Bacopa benchmarked against modafinil: a review and comparison of effect sizes. Brit J Clin Pharmaco, 2013, 75(3): 728-737.

10. Kongkeaw C, Dilokthornsakul P, Thanarangsarit P, et al. Meta-analysis of randomized controlled trials on cognitive effects of Bacopa monnieri extract. J Ethnopharmacol, 2014, 151(1): 528-535.

11. Wang Y, Yang G, Gong J, et al. Ginseng for Alzheimer's disease: a systematic review and meta-analysis of randomized controlled trials. Current Topics in Medicinal Chemistry, 2016, 16(5): 529-536.

12. Birks J, Grimley-Evans J. Ginkgo biloba for cognitive impairment and dementia. Cochrane Db Syst Rev, 2009, (1): CD003120.

13. Jiang L, Su L, Cui H, et al. Ginkgo biloba extract for dementia: a systematic review. Shanghai Archives of Psychiatry, 2013, 25(1): 10-21.

14. Gauthier S, Schlaefke S. Efficacy and tolerability of Ginkgo biloba extract EGb 761(R) in dementia: a systematic review and meta-analysis of randomized placebo-controlled trials. Clinical Interventions in Aging, 2014, 9: 2065-2077.

15. Tan MS, Yu JT, Tan CC, et al. Efficacy and adverse effects of ginkgo biloba for cognitive impairment and dementia: a systematic review and meta-analysis. J Alzheimers Dis, 2015, 43(2): 589-603.

16. Yang GY, Wang YY, Tian JZ, et al. Huperzine A for Alzheimer's disease: a systematic review and meta-analysis of randomized clinical trials. Plos One, 2013, 8(9): e74916.

17. National Collaborating Centre for Mental Health. Dementia: A NICE-SCIE guideline on supporting people with dementia and their carers in health and social care. London: The British Psychological Society, 2007.

18. Bond M, Rogers G, Peters J, et al. The effectiveness and cost-effectiveness of donepezil, galantamine, rivastigmine and memantine for the treatment of Alzheimer's disease (review of Technology Appraisal No. 111): a systematic review and economic model. Health Technol Asses, 2012, 16(21): 1-470.

第六章　常用中药的药理研究

　　导语：本章阐述了阿尔茨海默病临床研究中常用中药药理作用机制。药理机制研究可为临床研究提供实验证据，也进一步解释了临床研究的结果。方剂和中药通过其有效成分发挥各种生物学效应。第五章已对中药治疗阿尔茨海默病的临床试验进行了频数分析，本章拟对阿尔茨海默病随机对照试验中最常用的前10位的中药药理作用进行综述。

　　众多发表的文章已对中药治疗阿尔茨海默病（AD）或相关的神经认知退化疾病的潜在机制进行了总结[1-7]。

　　为了从实验研究的角度揭示中药治疗 AD 及其相关疾病的药理学机制，我们遴选出第五章中纳入的 AD 随机对照试验中最常用的 10 味中药，对它们治疗 AD 的可能药理学机制进行检索及总结。AD 的发病机制和病理过程已在第一章进行了详述，包括脑内 β- 淀粉样蛋白（Aβ）和（或）tau 蛋白水平的升高、神经炎性反应、氧化应激反应和神经元死亡。这些病理机制所导致的认知功能下降在 AD 的发病过程中有着重要的作用（更多相关信息请参照第一章）。因此，许多的动物 / 细胞实验模型也通过模拟这些病理过程，检测中药提取物和（或）中药组成成分的生物活性。

　　这最常用的 10 味中药均放入 PubMed 数据库中检索。检索词包括药物的植物学名、拼音和药物的主要成分，同时结合"痴呆""阿尔茨海默病""β- 淀粉样蛋白""tau 蛋白""神经保护"等检索词，得到相关的药理学研究，以下为总结、综述后的相关内容：

一、石菖蒲

石菖蒲（植物学名：*Acorus tatarinowii* Schott.）是植物石菖蒲或者金钱蒲的根茎，主要包含挥发油、氨基酸和糖[8]。

有研究用石菖蒲对神经元分化的嗜铬细胞瘤细胞（PC12 细胞）进行预处理，结果显示石菖蒲可显著减少 Aβ（25-35）对 PC12 细胞诱导的神经毒性，减少乳酸脱氢酶释放、DNA 损伤，保护线粒体功能以及减少线粒体释放细胞色素 C。这些结果都说明了石菖蒲的神经保护作用[9]。

β- 细辛醚是石菖蒲中挥发油的主要成分。它通过不同的作用机制显示了在细胞模型和动物模型上的神经保护作用。在 Aβ（1-40）或 Aβ（1-42）处理的 PC12 细胞和皮质神经元上，β- 细辛醚通过激活 CaMK Ⅱ -α/p-CREB/Bcl-2 通路，来抑制 PC12 细胞和皮质神经元的细胞凋亡[10]。在另一项研究中，β- 细辛醚减少了 Aβ（1-42）导致的 PC12 细胞毒性，通过激活 Akt-mTOR 信号通路缓解了自噬[11]。最新的研究还显示 β- 细辛醚可能通过上调 SYP 和 GluR1 的表达，达到保护 *APPswe/PS1dE9* 双转基因雄性小鼠的学习和记忆能力的作用[12]。

在海马注射 Aβ（1-42）的大鼠模型中口服给药 β- 细辛醚，可改善由 Aβ 导致的认知功能障碍，同时观察到 β- 细辛醚是通过下调 Bcl-2、Bcl-w、caspase-3 激活以及 JNK 磷酸化来逆转海马神经细胞凋亡的[13]。在模拟了 AD 主要特征的快速老化（SAMP8）鼠模型中，β- 细辛醚显著降低了海马中 rho 激酶和自噬正向调节的表达，预防了突触的损伤并改善了模型鼠的认知功能[14]。在 APP 和 PS1 过表达的 AD 转基因鼠模型中，β- 细辛醚可提高模型鼠的认知功能，通过激活 CaMKII/CREB/Bcl-2 信号通路而减少皮层中神经细胞的凋亡[10]。在另一个 APP/PS1 小鼠模型中，β- 细辛醚改善了幸存的神经元功能，它还减少模型鼠的大脑皮质和海马中 Aβ 的沉积并抑制 Aβ（1-42）的水平[15]。

此外，石菖蒲还包含了一种 α- 细辛醚的成分，该成分能显著提高 AD 模型鼠水迷宫的测试成绩，这足以证明，它对模型鼠改善记忆障碍有显著的影响[16]。另一项研究也显示了 α- 细辛醚在小鼠和大鼠动物模型中有神经保护作用,使海马体和大脑皮质中丙二醛(MDA)和超氧化物歧化酶(SOD)水平正常,并且通过增加 AChE 活性,从而减少了胆碱能系统异常[17,18]。在 Aβ 注射的 AD 模型中,α-细辛醚降低了硝酸盐的增加,降低胶质纤维酸性蛋白(GFAP)的生成[19]。

因此,体内外的基础研究均显示:石菖蒲及其主要成分对 AD 的细胞模型和动物模型均有着神经保护作用。但是有报道提到长期使用石菖蒲可能会引起肝癌,因此该药可能不宜长期使用[20,21]。

二、茯苓

茯苓(植物学名:*Poria cocos*(Schw.)Wolf)来自于多孔菌科真菌茯苓的干燥菌核,多寄生于马尾松或赤松的根部。茯神与茯苓同种,但含有部分松根(即茯神木)。茯苓已知的主要化学成分包括三萜、多糖、有机酸和其他如麦角甾醇、蛋白质、脂肪、胆碱、腺嘌呤和组氨酸[8,22]。

研究显示,用茯苓提取液预处理 Aβ(1-42),可减轻 Aβ(1-42)对鼠 PC12 细胞的细胞毒性、减少细胞凋亡特性和胞内氧化损伤的累积,同时凋亡蛋白 Bax、caspase-3 的活性表达也被衰减,而抗凋亡蛋白 Bcl-2 的表达则增强。这个证据表明,茯苓提取液可能通过抑制氧化应激和细胞凋亡诱导 Aβ(1-42)起到细胞保护作用[23]。

茯苓作为单味药进行 AD 的基础研究报道较少,多数情况下为茯苓与其他中药一起使用的复方研究。一项有关 SH-SY5Y 神经母细胞瘤细胞的体外研究表明,LMK03-Jangwonhwan(由茯苓和朝鲜当归共同组成)可以减少低聚 Aβ(1-42)对该细胞的毒性作用[24]。在转基因 APP/PS1 小鼠模型中,LMK03-Jangwonhwan 能部分减少 Aβ(1-42)的聚集,降低 Aβ(1-40)的水平以及减少 Aβ 在鼠脑中的沉积[24]。然而它对于模型鼠脑中海马的活性氧化应激的保护则作用甚微[24]。

应用 Chong-Myung-Tang(药味包括:石菖蒲、远志、茯苓)能提高东莨菪碱(SCOP)模型小鼠在避暗实验中的记忆功能,缩短水迷宫实验中的逃避潜伏期[25]。应用 Chong-Myung-Tang 治疗后,东莨菪碱(SCOP)模型小鼠中的乙酰胆碱酯酶活性明显被抑制；而与对照组相比较，胆碱乙酰转移酶活性显著增加[25]。Chong-Myung-Tang 还显著降低了丙二醛水平和超氧化物歧化酶活性，说明了该方药具有抗氧化的功能[25]。

目前研究表明，茯苓的单味药或复方均对细胞模型和动物模型具有神经保护的功能。

三、地黄

地黄（植物学名：*Rehmannia glutinosa* Libosch）含有环烯醚萜和环烯醚萜苷（如梓醇）、糖、有机酸、氨基酸和其他成分（例如：腺苷）[8, 26]。

地黄中的环烯醚萜苷——梓醇显示出了神经保护功能。研究发现，用梓醇预处理 Aβ（1-42）损伤的原代皮质神经元细胞，能通过逆转细胞内活性氧积累，减少细胞凋亡调控剂 Bax 的水平，调节和裂解 caspase-3 和 caspase-9[27]。这结果说明，梓醇可通过线粒体依赖性凋亡蛋白酶通路起到神经保护的作用。

神经胶质细胞是引起阿尔茨海默病神经炎症的主要物质[28]。用梓醇进行预处理 Aβ（1-42）损伤的原代皮质神经元 - 神经胶质细胞，可减少 Aβ 触发的神经毒性，并通过阻断炎症相关因子一氧化氮的生成和诱导一氧化氮合酶，来抑制星形胶质细胞激活[28]。

梓醇能减轻注射 Aβ（25-35）小鼠的记忆缺陷，并减缓了其前脑神经元退化，提升了脑源性神经营养因子（BDNF）的表达[29]。另外有研究表明，梓醇能增加 Aβ（25-35）诱导的大鼠 AD 模型中 PC12 细胞的胆碱乙酰转移酶的表达和活动。这表明了它可以增加神经递质乙酰胆碱的合成[30]。在由 Aβ（25-35）联合谷氨酸受体激动剂——鹅膏蕈氨酸共同造模的小鼠模型中，2~3 个月的梓醇治疗可以提高模型鼠的记忆能力和 Y 迷宫的测试能力[31]。由 D- 半乳糖诱导的 AD 老鼠模型中，梓醇逆转了乙酰胆碱酯酶的增加和乙酰胆碱转移酶的减少，同时也减少了晚期糖基化终末产物和炎症因子，如 TNF-α 和白细胞介素 -1β[32]。

在 Aβ 和谷氨酸受体激动剂联合诱导的 AD 小鼠模型中，与乙酰胆碱酯酶抑制剂多奈哌齐相比较，梓醇能更有效的恢复毒蕈碱样乙酰胆碱受体（M 受体）密度、提高乙酰胆碱转移酶的活性、提高脑源性神经营养因子（BDNF）水平[31]。甘露三糖能保护海马神经元免受高浓度皮质醇的损伤，Western blot分析显示其提高了糖皮质激素受体（GCR）、血清和糖皮质激素调控蛋白激酶（SGK）的表达，升高了脑源性神经生长因子（BDNK）的水平，其作用在一定程度上类似于多奈哌齐[33]。

上述这些研究说明了地黄中梓醇可以保护神经元免受神经毒性损害，改善神经退变的动物模型的记忆损伤和缺失[34]。

四、远志

远志（植物学名：*Polygala tenuifolia* Willd.）的种类包括远志科植物远志和卵叶远志的干燥根。远志含有很多种成分，包括三萜皂苷、氧杂蒽酮、糖、生物碱和其他组成成分，如3,4,5-三甲氧基肉桂酸、远志糖醇[8]。主要生物活性成分组成是细叶远志皂苷、远志山酮Ⅲ、3,6′-二芥子酰基蔗糖[35]。

据报道，一种远志提取物（BT11）能减轻东莨菪碱诱导的模型鼠水迷宫测试的认知障碍。并且在神经元的培养基中，用该提取物进行预处理后，可减少由于谷氨酸、Aβ和淀粉样前体蛋白C端片段引起的神经毒性，它还能以剂量依赖型的形式控制乙酰胆碱酯酶的活化[36]。Aβ（25-35）诱导的AD皮质神经元细胞模型中，远志提取液能促进神经轴突再生和减轻神经元损伤[37]。另一项关于东莨菪碱诱导的记忆障碍大鼠模型中，富含皂苷成分的远志能改善其在径向迷宫中的认知障碍，例如短时记忆障碍[38]。

在大鼠胚胎来源的星形胶质细胞中，远志皂素A、B、E、F、G能明显增加神经生长因子的含量，远志皂素F还能提高大鼠基底前脑胆碱乙酰转移酶的mRNA水平[39]。在快速老化（SAMP8）小鼠模型中，远志寡糖酯及其成分能增加超氧化物歧化酶、谷胱甘肽过氧化物酶的活化，从而表现出抗氧化活性[40]。

瓜子金皂苷ⅩⅩⅩⅡ（PGS32）是一种分离自远志根部的三萜皂苷。它能提高东莨菪碱模型小鼠在水迷宫实验中海马依赖型的学习和记忆能力。其机制可能与增加神经突触传递、提高脑源性神经营养因子的表达和促分裂原活化蛋白激酶（MAPK）级联激活有关[41]。

125

另一个远志的成分——细叶远志皂苷可以通过 β- 分泌酶 1 抑制剂来抑制 Aβ 蛋白在 SY5Y APP 695 细胞中的分泌。然而缺乏细胞毒性观察,因此需要对这一特异性进行进一步研究[42]。细叶远志皂苷治疗可以明显减少体外实验中细胞 Aβ 蛋白水平[43]。

这些研究表明,远志和其组成的化合物同样可以抑制神经元损伤细胞,改善动物模型的认知功能。

五、甘草

甘草(植物学名:*Glycyrrhiza uralensis* Fisch.)是乌拉尔甘草、胀果甘草、光果甘草的根部。它包含主要成分包括三萜类皂苷、黄酮、香豆素衍生物和酚醛树脂[8, 44, 45]。

在培养的大鼠皮层神经元细胞中,乌拉尔甘草的乙醇提取物及其复合物——异甘草素阻止了由 Aβ 引起的神经元细胞凋亡,并抑制 Aβ 诱发的胞内钙离子含量的升高,降低了活性氧水平[46]。乌拉尔甘草乙醇提取物也减少了细胞凋亡调节剂 Bax 的表达,抑制了促凋亡蛋白和 capsase-3 的活化,并增加了抗凋亡蛋白 Bcl-2 的活性[46]。

在表达人类 Aβ 的转基因秀丽隐杆线虫模型中,在乌拉尔甘草甲醛提取物和其化合物异甘草素、甘草酸和甘草次酸治疗后,Aβ 聚集体呈剂量依赖型减少[47]。乌拉尔甘草甲醇提取物和异甘草素对 Aβ 的急性毒性具有很强的治疗作用[47]。Aβ(25-35)注射的 AD 小鼠模型在接受乌拉尔甘草水提取物饮食后,其认知障碍得以改善。此外,药物还显示抗氧化活性,显著降低乙酰胆碱酯酶活性[48]。

这些研究表明,甘草提取物以及其相关成分对细胞和 Aβ 毒性诱导的动物模型具有神经保护作用。

六、川芎

川芎(植物学名:*Ligusticum chuanxiong* Hort),其主要化合物组成包括苯酞类化合物、二苯酞、生物碱、氨基酸衍生品、胺类、有机酸、酯、内酯以及挥发性成分[8]。其主要成分阿魏酸化合物、咖啡酸内酯、洋川芎内酯 I、洋川芎内酯 H、蒿本内酯、3-丁烯基苯酞、欧当归内酯 A[49, 50]。

川芎嗪(TMP, 四甲基吡嗪)是一种从川芎中分离出的具有生物活性的生物碱。在东莨菪碱诱导的大鼠模型中,川芎嗪可以明显降低模型鼠在水迷宫实验中错误次数,增加模型鼠正确初始反应次数,且该变化呈剂量依赖性[51]。在培养小胶质细胞中,川芎嗪能显著抑制 Aβ(25-35)和干扰素 -γ 刺激产生的一氧化氮、肿瘤坏死因子 -α、白细胞介素 -1β、单核细胞趋化蛋白 1 和细胞内的活性氧,因此显示出了其抗神经炎症的潜力[52]。同时,川芎嗪能在海马切片培养基中抑制神经元死亡,并且阻止 Aβ(25-35)诱导的活性氧和磷酸化蛋白激酶 B 的产生[52]。

另一种川芎的成分——丁烯基酞内酯能明显的抑制脂多糖(LPS)诱导的老鼠模型颅内小胶质细胞产生的一氧化氮、肿瘤坏死因子 -α 和白细胞介素 -1β,显示出其抗炎作用。另外,海马切片的培养基,丁烯基酞内酯阻断了脂多糖对海马细胞致死的影响,抑制了培养基中由脂多糖诱导的一氧化氮的产生[53]。

从这些研究中可看出,川芎及其化合物具有神经保护和抗炎作用。

七、当归

当归[植物学名:*Angelica sinesis*(Oliv.)Diels]包含的主要组成物有挥发油、氨基酸、糖类和固醇[8]。主要的生物活性成分是阿魏酸化合物、藁本内酯、丁烯、洋川芎内酯 I、洋川芎内酯 H、阿魏酸松柏酯[54, 55]。

对于 Aβ 处理后的 Neuro 2A 神经母细胞瘤细胞,当归甲醇提取物显示了剂量依赖性的神经保护功能。此外,它减少了 Aβ 诱导的活性氧产量,降低了谷胱甘肽水平以及 Aβ 诱导的脂质过氧化作用[56]。另有研究提示含有藁本内酯的当归提取物能增加大鼠的海马神经功能,并增强了大鼠脑源性神经营养因子(BDNF)表达[57]。

阿魏酸存在于当归和川芎中。它具有抗氧化和抗炎活动,显示出对 Aβ

的防护作用[58]。在 Aβ(1-40)诱导的大鼠模型中,阿魏酸提高了由 Aβ 诱发的模型鼠记忆能力,减弱了对超氧化物歧化酶的影响,并降低了乙酰胆碱酯酶的活化[59]。在用 Aβ(25-35)处理的 PC12 细胞中,用阿魏酸预处理能增加细胞活力,提高超氧化物歧化酶水平,抑制炎性细胞因子和白细胞介素 -1 的生成[60]。

一些来源于阿魏酸的化合物已经被进一步开发。其中的一些化合物被证明能穿过血脑屏障、抑制乙酰胆碱酯酶和 Aβ(1-42)的聚集,并且有抗氧化和神经保护作用[61]。有关多奈哌齐 - 阿魏酸杂交的研究已经研究发现其可能通过抑制炎症和抗氧化活性,进而提高细胞的生存能力[62]。

应用当归内酯给 10 个月大的快速老化鼠(SAMP8)灌胃 8 周,可明显缓解模型鼠由于 Aβ(1-42)的积累、Tau 蛋白磷酸化和神经元损失而导致的记忆功能障碍[63]。川芎内酯也在快速老化鼠(SAMP8)大脑中显示通过增加抗氧化酶的表达和活化(如线粒体过氧化锰歧化酶和过氧化氢酶),增加抗氧化应激能力,减少大脑氧化产物(丙二醛、蛋白质羰基、8- 羟基脱氧鸟苷)的生成[63]。

这些研究显示当归和其组成成分具有神经保护功能,并能改善 AD 模型老鼠记忆损伤。

八、人参

人参(植物学名: *Panax ginseng* C. A. Mey.)是广受喜爱及研究较为深入的中药之一,其主要成分人参皂苷,是由三种不同皂角苷培基 [齐墩果酸、S- 原人参二醇、20(S)- 原人参三醇] 组成。其他复合物包括挥发性成分、黄酮类化合物、有机酸和糖[8,64]。

在瑞典型变异 Aβ 淀粉样前体蛋白(SweAPP)转染的 SK-N-SH 细胞中,人参皂苷 Rg3 能通过加强脑啡肽酶的基因表达来显著降低 Aβ40 和 Aβ42 的水平[65]。冈田酸注射的大鼠记忆障碍表现非常明显,包括方向感、导航能力空间探索和重新学习记忆能力均明显下降。在水迷宫行为测试中,人参皂苷 Rg1 有效减轻冈田酸注射大鼠的空间记忆障碍[66]。此外,在这些记忆损伤模型鼠的皮质和海马中,人参皂苷 Rg1 能有效地逆转 tau 蛋白的过度磷酸化,减

少糖原合成酶激酶 -3β 磷酸化和 Aβ 蛋白的形成[66]。

在链脲霉素诱导的大鼠模型中，与链脲霉素组相比，人参皂苷 Rg5 在分步测试中更能增强模型鼠的记忆能力[67]。水迷宫测试也提示人参皂苷 Rg5 能提高模型鼠的空间识别记忆。通过观察模型鼠的海马体和大脑皮质后发现，人参皂苷 Rg5 能有效地减少 Aβ 的积累，增强胰岛素样生长因子 1（IGF-1）和脑源性神经营养因子（BDNF）的表达，并以剂量依赖性的方式减少了神经炎症反应[67]。

总之，在细胞模型和动物模型中，人参及其化合物都能显示出神经保护和记忆增强的功效。

九、何首乌

何首乌（植物学名：*Polygonum multiflorum* Thunb.）包含的化学成分主要有：蒽醌类、黄酮类、二苯乙烯苷、丹宁酸和有机胺类的主要生物活性成分大黄素以及 2，3，5，4′- 四羟基二苯乙烯葡萄糖苷（TSG）[8, 68]。

有研究表明，在表达淀粉样前体蛋白的小鼠神经母细胞瘤细胞中，何首乌的甲醇提取物具有明显抑制 Aβ 产生的作用，而该作用的机制是通过抑制淀粉样前体蛋白的产生实现的，而不是通过抑制细胞毒性的途径[69]。另一项研究发现，何首乌提取液能显著改善注射 Aβ（25-35）所引起的小鼠认知功能障碍。在水迷宫测试中，这些经过何首乌提取液干预后的模型鼠在逃避潜伏期和错误频次方面甚至与正常组小鼠无异[70]。另外，经何首乌提取物处理后的 Aβ（1-40）小鼠在认知功能方面得到改善，其机制可能还与其提高了海马线粒体膜流动性有关[71]。

快速老化鼠（SAMP8）接受何首乌提取物的喂养后，它们的学习和记忆能力明显优于对照组。治疗组脑部病理改变相应减少，同时海绵状变性和脂褐质、丙二醛浓度也明显降低[72]。在另一项快速老化鼠（SAMP8）的研究中，在予以何首乌水溶液或何首乌乙醇提取物后，这些老鼠能很好地显示出主动回避反应，在海马体中出现更少的液泡数量及脂褐质，并且大脑中的丙二醇浓度也有所下降[73]。

将谷氨酸诱导 HT22 细胞,发现大黄素能明显增加脑源性神经营养因子的表达,提高 Akt 的磷酸化以及环磷腺苷效应元件结合蛋白,从而减少细胞凋亡[74]。

在 AD 模型的转基因小鼠中,用 2,3,5,4′- 四羟基二苯乙烯葡萄糖苷(TSG)来治疗能明显改善水迷宫中小鼠的空间学习和记忆障碍以及对于物体的识别能力[75]。TSG 还能提高老年大鼠的学习和记忆能力,这可能与突触和突触小泡数量的增加以及海马中突触泡蛋白(SYP)表达的增强有关[76]。

上述研究说明,何首乌提取物能改善大鼠的学习记忆功能,并能减少大脑的的病理损害改变。

十、淫羊藿

淫羊藿(植物学名:*Epimedium brevicornum* Maxim.)有多种种类,其中常见的有:朝鲜淫羊藿、箭叶淫羊藿、巫山淫羊藿、淫羊藿以及柔毛淫羊藿。其组成成分包括:黄酮类、生物碱类和其他成分,如:淫羊藿苷、淫羊藿糖苷 A、淫羊藿定 A、淫羊藿定 B、淫羊藿定 C、大花淫羊藿苷 C、宝藿苷 Ⅱ、木兰花碱和白杨素[8,77]。

在大鼠皮层神经元中,通过淫羊藿苷治疗,Aβ(1-42)诱发的轴突和树突的萎缩有了明显改善[78]。淫羊藿苷也对 Aβ42 诱导的神经毒性损伤有剂量依赖型的抑制作用[79]。

另外,淫羊藿苷能明显减少淀粉样前体蛋白转基因(APP)阿尔茨海默病小鼠模型中 Aβ 的含量,抑制淀粉样斑块的形成以及海马体中 β 分泌酶 APP裂解酶 1 的水平[78,80]。

在 *APPV717* 转基因小鼠的大脑皮质中,用人参、淫羊藿、远志和姜黄的提取物治疗能显著减少糖原合酶激酶 3-β 的表达[81]。

因此,淫羊藿无论是单独使用还是与其他中药共同使用,都有一定的神经保护和改善认知障碍的作用。

十一、常用中药的药理作用总结

以上在随机对照试验中最常见的十味中药同样在体内及体外实验研究中均显示出了潜在的抗 AD 作用。

对于啮齿动物模型来说，来自石菖蒲、地黄、远志、川芎、当归、人参以及何首乌的提取物或者化合物都起到了显著地改善记忆和学习能力方面的作用。

来自石菖蒲的 β- 细辛醚、茯苓水提取物、地黄的梓醇、远志水提取物、异甘草素、当归甲醇提取物、人参皂苷 Rg3、淫羊藿苷，都具有对抗 Aβ 毒性的神经保护作用。

这些来自于基础研究的证据，为中药治疗 AD 的有效性提供了一些在作用机制方面可能的阐释。同时，这些中药及其化合物的单独和组合使用，将作为治疗 AD 的潜在干预措施，值得我们的科研和临床工作者进一步地深入研究。

参 考 文 献

1. Cheung TS, Song TH, Ng TB, et al. Therapeutic effects of herbal chemicals in traditional Chinese medicine on Alzheimer's disease. Current Medicinal Chemistry, 2015, 22(19): 2392-2403.

2. Gao J, Inagaki Y, Li X, et al. Research progress on natural products from traditional Chinese medicine in treatment of Alzheimer's disease. Drug Discoveries & Therapeutics. , 2013, 7(2): 46-57.

3. Jesky R, Hailong C. Are herbal compounds the next frontier for alleviating learning and memory impairments? an integrative look at memory, dementia and the promising therapeutics of traditional chinese medicines. Phytother Res, 2011, 25(8): 1105-1118.

4. Li L, Zhang L, Yang CC. Multi-target strategy and experimental studies of traditional Chinese medicine for Alzheimer's disease therapy. Current Topics in Medicinal Chemistry, 2016, 16 (5): 537-548.

5. Su Y, Wang Q, Wang C, et al. The treatment of Alzheimer's disease using Chinese medicinal

plants: from disease models to potential clinical applications. J Ethnopharmacol, 2014, 152 (3): 403-423.

6. Tang C, Ye Y, Feng Y, et al. TCM, brain function and drug space. Natural Product Reports, 2016, 33(1): 6-25.

7. Wu TY, Chen CP, Jinn TR. Traditional Chinese medicines and Alzheimer's disease. Taiwanese Journal of Obstetrics & Gynecology, 2011, 50(2): 131-135.

8. Bensky D, Clavey S, Stoger E. Chinese herbal medicine: materia medica. 3rd ed. Seattle (US): Eastland Press Inc, 2004.

9. An HM, Li GW, Lin C, et al. Acorus tatarinowii Schott extract protects PC12 cells from amyloid-beta induced neurotoxicity. Die Pharmazie, 2014, 69(5): 391-395.

10. Wei G, Chen YB, Chen DF, et al. β-Asarone inhibits neuronal apoptosis via the CaMKII/CREB/Bcl-2 signaling pathway in an in vitro model and AbetaPP/PS1 mice. J Alzheimers Dis. 2013; 33(3): 863-880.

11. Xue Z, Guo Y, Zhang S, et al. Beta-asarone attenuates amyloid beta-induced autophagy via Akt/mTOR pathway in PC12 cells. European Journal of Pharmacology, 2014, 741: 195-204.

12. Liu SJ, Yang C, Zhang Y, et al. Neuroprotective effect of beta-asarone against Alzheimer's disease: regulation of synaptic plasticity by increased expression of SYP and GluR1. Drug Design, Development and Therapy, 2016, 10: 1461-1469.

13. Geng Y, Li C, Liu J, et al. Beta-asarone improves cognitive function by suppressing neuronal apoptosis in the beta-amyloid hippocampus injection rats. Biological & Pharmaceutical Bulletin, 2010, 33(5): 836-843.

14. Chen Y, Wei G, Nie H, et al. β-Asarone prevents autophagy and synaptic loss by reducing ROCK expression in asenescence-accelerated prone 8 mice. Brain Research, 2014, 1552: 41-54.

15. Yang C, Li X, Mo Y, et al. β-Asarone mitigates amyloidosis and downregulates RAGE in a transgenic mouse model of Alzheimer's disease. Cell Mol Neurobiol, 2016, 36(1): 121-130.

16. Shin JW, Cheong YJ, Koo YM, et al. α-Asarone ameliorates memory deficit in lipopolysaccharide-treated mice via suppression of pro-inflammatory cytokines and microglial activation. Biomolecules & Therapeutics, 2014, 22(1): 17-26.

17. Sundaramahalingam M, Ramasundaram S, Rathinasamy SD, et al. Role of Acorus calamus and alpha-asarone on hippocampal dependent memory in noise stress exposed rats. Pakistan Journal of Biological Sciences, 2013, 16(16): 770-778.

18. Kumar H, Kim BW, Song SY, et al. Cognitive enhancing effects of alpha asarone in

amnesic mice by influencing cholinergic and antioxidant defense mechanisms. Bioscience, Biotechnology, and Biochemistry, 2012, 76(8): 1518-1522.

19. Limon ID, Mendieta L, Diaz A, et al. Neuroprotective effect of alpha-asarone on spatial memory and nitric oxide levels in rats injected with amyloid-beta(25-35). Neuroscience Letters, 2009, 453(2): 98-103.

20. European Commission. Opinion of the Scientific Committee on Food on the presence of beta-asarone in flavourings and other food ingredients with flavouring properties. Brussel (Belgium), 2002.

21. Wiseman RW, Miller EC, Miller JA, et al. Structure-activity studies of the hepatocarcinogenicities of alkenylbenzene derivatives related to estragole and safrole on administration to preweanling male C57BL/6J x C3H/HeJ F1 mice. Cancer Research, 1987, 47(9): 2275-2283.

22. Rios JL. Chemical constituents and pharmacological properties of Poria cocos. Planta Medica, 2011, 77(7): 681-691.

23. Park YH, Son IH, Kim B, et al. Poria cocos water extract(PCW)protects PC12 neuronal cells from beta-amyloid-induced cell death through antioxidant and antiapoptotic functions. Die Pharmazie, 2009, 64(11): 760-764.

24. Seo JS, Jung EY, Kim JH, et al. A modified preparation(LMK03)of the oriental medicine Jangwonhwan reduces Abeta(1-42)level in the brain of Tg-APPswe/PS1dE9 mouse model of Alzheimer disease. J Ethnopharmacol, 2010, 130(3): 578-585.

25. Lee MR, Yun BS, Park SY, et al. Anti-amnesic effect of Chong-Myung-Tang on scopolamine-induced memory impairments in mice. J Ethnopharmacol, 2010, 132(1): 70-74.

26. Zhang RX, Li MX, Jia ZP. Rehmannia glutinosa: review of botany, chemistry and pharmacology. J Ethnopharmacol, 2008, 117(2): 199-214.

27. Liang JH, Du J, Xu LD, et al. Catalpol protects primary cultured cortical neurons induced by Abeta(1-42)through a mitochondrial-dependent caspase pathway. Neurochemistry International, 2009, 55(8): 741-746.

28. Jiang B, Du J, Liu JH, et al. Catalpol attenuates the neurotoxicity induced by beta-amyloid (1-42)in cortical neuron-glia cultures. Brain Research, 2008, 1188: 139-147.

29. Wang Z, Liu Q, Zhang R, et al. Catalpol ameliorates beta amyloid-induced degeneration of cholinergic neurons by elevating brain-derived neurotrophic factors. Neuroscience, 2009, 163 (4): 1363-1372.

30. Wang JH, Xie H, Zhao TK, et al. Catalpol regulates cholinergic nerve system function through

effect on choline acetyl-transferase not M receptor affinity. Biomedicine & Pharmacotherapy, 2015, 69: 291-296.

31. Xia Z, Zhang R, Wu P, et al. Memory defect induced by beta-amyloid plus glutamate receptor agonist is alleviated by catalpol and donepezil through different mechanisms. Brain Research, 2012, 1441: 27-37.

32. Zhang X, Jin C, Li Y, et al. Catalpol improves cholinergic function and reduces inflammatory cytokines in the senescent mice induced by D-galactose. Food and Chemical Toxicology, 2013, 58: 50-55.

33. Zhang L, Dai W, Zhang X, et al. Mannotriose regulates learning and memory signal transduction in the hippocampus. Neural Regen Res, 2013, 8(32): 3020-3026.

34. Jiang B, Shen RF, Bi J, et al. Catalpol: a potential therapeutic for neurodegenerative diseases. Current Medicinal Chemistry, 2015, 22(10): 1278-1291.

35. Zhang YH, Bai L, Li ZY, et al. HPLC Fingerprint and active components determination of polygala tenuifolia root bark and root. Journal of Chinese Medicinal Materials, 2015, 38(7): 1408-1412.

36. Park CH, Choi SH, Koo JW, et al. Novel cognitive improving and neuroprotective activities of Polygala tenuifolia Willdenow extract, BT-11. Journal of Neuroscience Research, 2002, 70 (3): 484-492.

37. Naito R, Tohda C. Characterization of anti-neurodegenerative effects of Polygala tenuifolia in Abeta(25-35)-treated cortical neurons. Biological & Pharmaceutical Bulletin, 2006, 29(9): 1892-1896.

38. Sun XL, Ito H, Masuoka T, et al. Effect of Polygala tenuifolia root extract on scopolamine-induced impairment of rat spatial cognition in an eight-arm radial maze task. Biological & Pharmaceutical Bulletin, 2007, 30(9): 1727-1731.

39. Yabe T, Tuchida H, Kiyohara H, et al. Induction of NGF synthesis in astrocytes by onjisaponins of Polygala tenuifolia, constituents of kampo(Japanese herbal)medicine, Ninjin-yoei-to. Phytomedicine, 2003, 10(2-3): 106-114.

40. Liu P, Hu Y, Guo DH, et al. Antioxidant activity of oligosaccharide ester extracted from Polygala tenuifolia roots in senescence-accelerated mice. Pharmaceutical Biology, 2010, 48 (7): 828-833.

41. Xue W, Hu JF, Yuan YH, et al. Polygalasaponin XXXII from Polygala tenuifolia root improves hippocampal-dependent learning and memory. Acta Pharmacologica Sinica, 2009, 30(9): 1211-1219.

42. Jia H, Jiang Y, Ruan Y, et al. Tenuigenin treatment decreases secretion of the Alzheimer's disease amyloid beta-protein in cultured cells. Neuroscience Letters, 2004, 367(1): 123-128.

43. Lv J, Jia H, Jiang Y, et al. Tenuifolin, an extract derived from tenuigenin, inhibits amyloid-beta secretion in vitro. Acta Physiologica(Oxford, England), 2009, 196(4): 419-425.

44. Qiao X, Ji S, Yu SW, et al. Identification of key licorice constituents which interact with cytochrome P450: evaluation by LC/MS/MS cocktail assay and metabolic profiling. The AAPS Journal, 2014, 16(1): 101-113.

45. Zhang Q, Ye M. Chemical analysis of the Chinese herbal medicine Gan-Cao(licorice). Journal of Chromatography A, 2009, 1216(11): 1954-1969.

46. Lee HK, Yang EJ, Kim JY, et al. Inhibitory effects of Glycyrrhizae radix and its active component, isoliquiritigenin, on Abeta(25-35)-induced neurotoxicity in cultured rat cortical neurons. Archives of Pharmacal Research, 2012, 35(5): 897-904.

47. Link P, Wetterauer B, Fu Y, et al. Extracts of Glycyrrhiza uralensis and isoliquiritigenin counteract amyloid-beta toxicity in Caenorhabditis elegans. Planta Medica, 2015, 81(5): 357-362.

48. Ahn J, Um M, Choi W, et al. Protective effects of Glycyrrhiza uralensis Fisch. on the cognitive deficits caused by beta-amyloid peptide 25-35 in young mice. Biogerontology, 2006, 7(4): 239-247.

49. Liu JL, Zheng SL, Fan QJ, et al. Optimization of high-pressure ultrasonic-assisted simultaneous extraction of six major constituents from Ligusticum chuanxiong rhizome using response surface methodology. Molecules, 2014, 19(2): 1887-1911.

50. Zhao YX, Ding MY, Liu DL. Phenolic acids analysis in ligusticum chuanxiong using HPLC. Journal of Chromatographic Science, 2005, 43(8): 389-393.

51. Ni JW, Matsumoto K, Watanabe H. Tetramethylpyrazine improves spatial cognitive impairment induced by permanent occlusion of bilateral common carotid arteries or scopolamine in rats. Japanese Journal of Pharmacology, 1995, 67(2): 137-141.

52. Kim M, Kim SO, Lee M, et al. Tetramethylpyrazine, a natural alkaloid, attenuates pro-inflammatory mediators induced by amyloid beta and interferon-gamma in rat brain microglia. European Journal of Pharmacology, 2014, 740: 504-511.

53. Nam KN, Kim KP, Cho KH, et al. Prevention of inflammation-mediated neurotoxicity by butylidenephthalide and its role in microglial activation. Cell Biochemistry and Function, 2013, 31(8): 707-712.

54. Chao WW, Lin BF. Bioactivities of major constituents isolated from Angelica sinensis

（Danggui）. Chin Med, 2011, 6: 29.

55. Ying L, Si-Wang W, Hong-Hai T, et al. Simultaneous quantification of six main active constituents in Chinese Angelica by high-performance liquid chromatography with photodiode array detector. Pharmacognosy Magazine, 2013, 9(34): 114-119.

56. Huang SH, Lin CM, Chiang BH. Protective effects of Angelica sinensis extract on amyloid beta-peptide-induced neurotoxicity. Phytomedicine, 2008, 15(9): 710-721.

57. Xin J, Zhang J, Yang Y, et al. Radix Angelica Sinensis that contains the component Z-ligustilide promotes adult neurogenesis to mediate recovery from cognitive impairment. Current Neurovascular Research, 2013, 10(4): 304-315.

58. Sgarbossa A, Giacomazza D, di Carlo M. Ferulic acid: a hope for Alzheimer's disease therapy from plants. Nutrients. 2015, 7(7): 5764-5782.

59. Tsai FS, Wu LY, Yang SE, et al. Ferulic acid reverses the cognitive dysfunction caused by amyloid beta peptide 1-40 through anti-oxidant activity and cholinergic activation in rats. The American journal of Chinese medicine, 2015, 43(2): 319-335.

60. Huang H, Ma ZC, Wang YG, et al. Ferulic acid alleviates Abeta 25-35- and lipopolysaccharide-induced PC12 cellular damage: a potential role in Alzheimer's disease by PDE inhibition. International Journal of Clinical Pharmacology and Therapeutics, 2015, 53 (10): 828-837.

61. Pan W, Hu K, Bai P, et al. Design, synthesis and evaluation of novel ferulic acid-memoquin hybrids as potential multifunctional agents for the treatment of Alzheimer's disease. Bioorganic & Medicinal Chemistry Letters, 2016, 26(10): 2539-2543.

62. Benchekroun M, Ismaili L, Pudlo M, et al. Donepezil-ferulic acid hybrids as anti-Alzheimer drugs. Future Medicinal Chemistry, 2015, 7(1): 15-21.

63. Kuang X, Chen YS, Wang LF, et al. Klotho upregulation contributes to the neuroprotection of ligustilide in an Alzheimer's disease mouse model. Neurobiol Aging, 2014, 35(1): 169-178.

64. Shin BK, Kwon SW, Park JH. Chemical diversity of ginseng saponins from Panax ginseng. Journal of Ginseng Research, 2015, 39(4): 287-298.

65. Yang L, Hao J, Zhang J, et al. Ginsenoside Rg3 promotes beta-amyloid peptide degradation by enhancing gene expression of neprilysin. The Journal of Pharmacy and Pharmacology, 2009, 61(3): 375-380.

66. Song XY, Hu JF, Chu SF, et al. Ginsenoside Rg1 attenuates okadaic acid induced spatial memory impairment by the GSK3beta/tau signaling pathway and the Abeta formation prevention in rats. European Journal of Pharmacology, 2013, 710(1-3): 29-38.

67. Chu S, Gu J, Feng L, et al. Ginsenoside Rg5 improves cognitive dysfunction and beta-amyloid deposition in STZ-induced memory impaired rats via attenuating neuroinflammatory responses. International Immunopharmacology, 2014, 19(2): 317-326.

68. Lin L, Ni B, Lin H, et al. Traditional usages, botany, phytochemistry, pharmacology and toxicology of Polygonum multiflorum Thunb: a review. J Ethnopharmacol, 2015, 159: 158-183.

69. Liu LF, Durairajan SS, Lu JH, et al. In vitro screening on amyloid precursor protein modulation of plants used in Ayurvedic and traditional Chinese medicine for memory improvement. J Ethnopharmacol, 2012, 141(2): 754-760.

70. Um MY, Choi WH, Aan JY, et al. Protective effect of Polygonum multiflorum Thunb on amyloid beta-peptide 25-35 induced cognitive deficits in mice. J Ethnopharmacol, 2006, 104 (1-2): 144-148.

71. Hou DR, Wang Y, Xue L, et al. Effect of polygonum multiflorum on the fluidity of the mitochondria membrane and activity of COX in the hippocampus of rats with Abeta 1-40-induced Alzheimer's disease. Journal of Central South University(Medical Sciences), 2008, 33(11): 987-992.

72. Chan YC, Wang MF, Chang HC. Polygonum multiflorum extracts improve cognitive performance in senescence accelerated mice. The American Journal of Chinese Medicine, 2003, 31(2): 171-179.

73. Chan YC, Cheng FC, Wang MF. Beneficial effects of different Polygonum multiflorum Thunb. extracts on memory and hippocampus morphology. Journal of Nutritional Science and Vitaminology, 2002, 48(6): 491-497.

74. Ahn SM, Kim HN, Kim YR, et al. Emodin from Polygonum multiflorum ameliorates oxidative toxicity in HT22 cells and deficits in photothrombotic ischemia. J Ethnopharmacol, 2016, 188: 13-20.

75. Zhang L, Xing Y, Ye CF, et al. Learning-memory deficit with aging in APP transgenic mice of Alzheimer's disease and intervention by using tetrahydroxystilbene glucoside. Behavioural Brain Research, 2006, 173(2): 246-254.

76. Wang R, Tang Y, Feng B, et al. Changes in hippocampal synapses and learning-memory abilities in age-increasing rats and effects of tetrahydroxystilbene glucoside in aged rats. Neuroscience, 2007, 149(4): 739-746.

77. Naseer S, Lone SH, Lone JA, et al. LC-MS guided isolation, quantification and antioxidant evaluation of bioactive principles from Epimedium elatum. Journal of Chromatography B,

2015, 989: 62-70.

78. Urano T, Tohda C. Icariin improves memory impairment in Alzheimer's disease model mice (5xFAD) and attenuates amyloid beta-induced neurite atrophy. Phytother Res, 2010, 24(11): 1658-1663.

79. Sha D, Li L, Ye L, et al. Icariin inhibits neurotoxicity of beta-amyloid by upregulating cocaine-regulated and amphetamine-regulated transcripts. Neuroreport, 2009, 20(17): 1564-1567.

80. Zhang L, Shen C, Chu J, et al. Icariin decreases the expression of APP and BACE-1 and reduces the beta-amyloid burden in an APP transgenic mouse model of Alzheimer's disease. International Journal of Biological Sciences, 2014, 10(2): 181-191.

81. Shi J, Tian J, Zhang X, et al. A combination extract of Renshen(Panax Ginseng), Yinyanghuo(Herba Epimedii Brevicornus), Yuanzhi(Radix Palygalae)and Jianghuang (Rhizoma Curcumae Longae)decreases glycogen synthase kinase 3beta expression in brain cortex of APPV7171 transgenic mice. Journal of Traditional Chinese Medicine, 2013, 33(2): 211-217.

第七章　针灸治疗阿尔茨海默病的临床研究证据

导语：本章主要对针灸治疗阿尔茨海默病的临床试验的疗效、安全性和证据质量进行评价。通过对 9 个电子数据库进行全面检索，最终纳入 30 项针灸治疗阿尔茨海默病的临床试验研究，包括 16 项随机对照试验、14 项非对照研究。我们对其中的随机对照试验进行系统评价，对非对照研究中的针灸方法、取穴的安全性及有效性进行了总结和分析。研究表明一些特定的针灸疗法能在一定程度上改善阿尔茨海默病患者的症状，且安全性良好。但由于纳入研究的样本量较小、疗程短及方法学质量偏低，证据级别仅为低质量至极低质量。

针灸疗法起源于中国古代的新石器时代，是由包括针法和灸法在内的一系列疗法组成。这些疗法通过刺激穴位，纠正能量失衡，从而恢复身体健康。刺激穴位的方法包括：

- 针刺：利用各种针具刺入相应的穴位；
- 穴位按压：对相应的穴位施加压力；
- 穴位贴敷疗法：将膏药贴在相应的穴位处；
- 穴位注射疗法：将药物（包括西药、中药、维生素或生理盐水）注入相应的穴位中；
- 艾灸：将燃烧的草药（通常用艾蒿）靠近皮肤进行燃灼或熏熨，以产生温热感。

这些疗法大多根源久远，但也有几种是 20 世纪才出现的新技术，包括电针、头针和耳针疗法等。

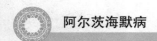

一、现有系统评价证据

共检索到 5 个系统评价评估了针灸治疗老年痴呆的疗效和安全性 [1-5]。在这些系统评价中,有 3 个系统评价的研究对象是针对阿尔茨海默病(AD)的 [1,4,5],而另外 2 个系统评价的研究对象则包括了 AD 和其他痴呆类型的老年患者 [2,3]。一项来自韩国的系统评价最后纳入了 3 项 RCTs,结果提示在改善 AD 患者的 MMSE 和 ADL 分数方面,针灸治疗没有显示出较西药更好的优势 [4]。但这一结论是基于小样本、低质量研究基础上得出的。田涛涛等的系统评价纳入了 8 个研究,曹飞等在系统评价中纳入了 5 个研究。所有这些研究均在中国境内实施。这两个系统评价也没有发现针灸与西药相比有显著性差异 [1,5]。这些系统评价中包含的临床研究均已纳入本章的分析当中。

二、临床研究文献筛选

本章共纳入 30 项符合纳入标准的针灸及相关疗法的临床研究。其中包括 16 项 RCTs、0 项 CCTs、14 项 NCTs(图 7-1)。这些研究的干预措施包括:传统针刺取穴(手法刺激/电针刺激)或针刺+灸法(14 项 RCTs、0 项 CCTs、13 项 NCS)、头针(根据现代头针分区取穴)(2 项 RCTs,0 项 CCTs,0 项 NCS)、穴位注射(1 项 NCS)。没有单独使用艾灸、耳针或经皮神经电刺激(transcutaneous electrical nerve stimulation,TENS)的相关研究被纳入。我们对传统针刺和头针进行了各自单独的分析和结果呈现。

三、传统针刺类临床研究

共有 27 项使用传统针灸取穴治疗 AD 的临床研究。其中 14 项为 RCTs、0 项 CCTs、13 项为 NCS。这些研究的结果将在下面的章节中分类呈现:

(一)传统针刺类随机对照试验

1. 临床研究文献特征

共有 14 项使用传统针灸取穴治疗 AD 的 RCTs 被纳入分析。1 项研究在

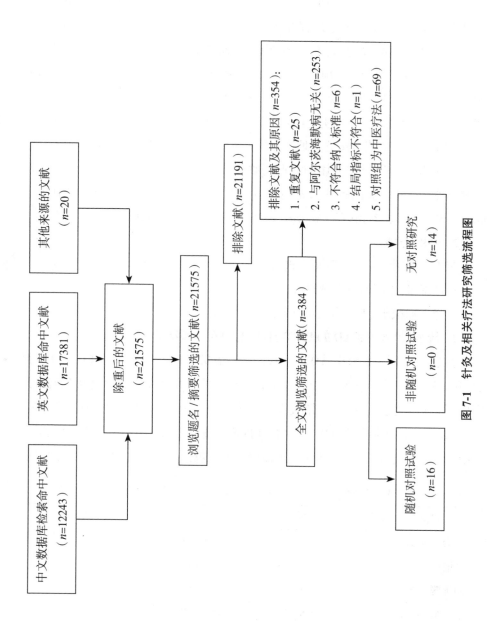

图 7-1　针灸及相关疗法研究筛选流程图

美国实施（A1），其余的 13 项研究在中国境内实施（A2~A14）。2 项研究为三臂研究（A1，A2），其余的研究均为两臂研究。共纳入 773 名 AD 受试者，年龄波动在 60~86 岁之间，治疗疗程在 2~24 周之间。

针灸的干预措施包括：传统针刺（8 项研究）、针刺 + 灸法（1 项研究）、嗅三针（1 项研究）、电针（3 项研究）、传统针刺 + 耳针（1 项研究）。有 3 项研究为中西医结合疗法（即针灸 + 西药）。对照措施包括：空白治疗（1 项研究）、心理疗法（1 项研究）、西药治疗（13 项研究）。对照的西药包括：ChEI（多奈哌齐、石杉碱甲）、血管扩张剂（尼莫地平、甲磺酸双氢麦角毒碱）及抗氧化剂等。

由于有 2 项研究中使用的对照药物中含有在中国已被撤市的药物——都可喜（阿米三嗪 / 萝巴新片），故这两个研究只是进行了系统评价，没有进入 meta 分析。结局指标包括：MMSE、HDS、MoCA、ADL 和 FAQ。

2. 中医证型

只有 2 个 RCTs 研究在文中报告了中医证型：

- 肾虚型（1 项研究）（A11）；
- 肾虚血瘀型（1 项研究）（A7）。

3. 传统针刺治疗 AD 的 RCTs 中常见的穴位频次分析

在这 14 项针灸治疗 AD 的 RCTs 中，最常见的穴位为百会（GV20）、肾俞（BL23）和四神聪（EX-HN1）（表 7-1）。有一项研究是在针刺百会及双侧内关穴后，继续用艾条灸百会穴，隔姜灸内关穴（A9）。另一项研究是针刺耳穴神门（TF4）联合体针针刺百会（GV20）、内关（PC6）和神门（HT7）（A1）。两项研究报告的中医证型均与肾虚有关，故而其干预措施中均包含了肾俞穴（BL23）（A7，A11）。

表 7-1　传统针刺治疗 AD 的随机对照试验中常见的穴位频次表

穴位名称	研究数量	穴位名称	研究数量
百会（GV20）	9	内关（PC6）	4
肾俞（BL23）	6	太溪（KI3）	4
四神聪（EX-HN1）	5	血海（SP10）	3
足三里（ST36）	5	风池（GB20）	3
大椎（GV14）	5	印堂（EX-HN3）	3
神门（HT7）	4		

4. 偏倚风险

所有 14 项传统针刺治疗 AD 的 RCTs 在文章中均提到了"随机"的字眼，但是仅有 3 项研究对于随机序列的产生细节进行了报告，1 项研究报告了分配方案的隐藏方法（表 7-2）。因此，所有在这两个维度中没有给予清晰报告的研究均被评为"不清楚"的偏倚风险。3 项研究报告了盲法，但只有 1 项研究报告了对患者实施盲法的具体措施，即该研究使用假针灸的方法，被评为低风险。所有研究均没有对研究者的盲法实施进行报告，因此在这个维度被评为"高偏倚风险"。当然，由于针灸操作的特殊性使对研究者设盲存在困难，故该结果尚可接受。所有的研究均没有显示在研究过程中有患者脱落，故而在不完整结局数据方面均评为"低偏倚风险"。大部分研究均没有提供研究方案，因此这些研究在选择性结局报告这一维度被评为"不清楚"的偏倚风险。总之，纳入的研究方法学质量普遍不高。

表 7-2　传统针刺类随机对照试验的偏倚风险评估

偏倚风险评估维度	低风险 n(%)	不清楚 n(%)	高风险 n(%)
随机序列产生	3(21.4)	11(78.6)	0(0)
分配方案的隐藏	1(7.1)	13(92.9)	0(0)
参与者的盲法实施	1(7.1)	0(0)	13(92.9)
施针者的盲法实施 *	0(0)	0(0)	14(100)
结局评价者的盲法实施	0(0)	2(14.3)	12(86)
不完整结局数据报告	14(100)	0(0)	0(0)
选择性报告	0(0)	13(92.9)	1(7.1)

注：* 针灸操作的特殊性使对施针者设盲存在困难

5. meta 分析结果

（1）针刺 vs 空白对照

一项纳入了 80 名 AD 患者的 RCT 研究比较了针刺与空白对照之间的疗效。针刺组取穴：膻中、中脘、气海、血海（双）、足三里（双）、外关（双）。治疗 12 周后结果显示：针刺组能提高 MMSE 的分数（MD 3.74[1.34,6.14]），降低

ADL（低分优效型）的分数（MD −8.82[−16.61，−1.03]），两组治疗后比较有显著性差异，但该研究没有对不良事件进行报道（A3）。

（2）针刺 vs 心理咨询疗法

在一项三臂的 RCT 研究中，有 2 组比较了针刺与心理咨询疗法对 AD 患者的病情改善作用。两组共纳入 22 例患者，疗程为 3 个月。针刺组的取穴分为 A 组穴位（百会、大椎、肾俞、神门、内关、三阴交）和 B 组穴位（四神聪、风池、太溪、足三里、丰隆、太冲），A 组取俯卧位，B 组取仰卧位，两组交替选用，均取双侧穴位。其中百会与大椎、四神聪与风池给予连续波电刺激（A2）。文中没有详细说明对照组心理咨询疗法的类型和内容。meta 分析的结果提示，针刺组与心理咨询疗法在改善 MMSE（MD 3.64[−1.05，8.33]）和 ADL（低分优效型）（MD −6.45[−22.31，9.41]）分数方面疗效相当，同样，这个研究也没有对不良事件进行报告。

（3）针刺 vs 西药

共有 10 项 RCTs 研究比较了针刺（包括电针）与西药治疗之间的疗效和安全性。meta 分析的结局指标集中在 MMSE、HDS、ADL 和 FAQ。

1）简易智能精神状态检查量表（MMSE）

6 项 RCTs 对比了针刺（手法刺激）与西药（包括多奈哌齐、石杉碱甲、吡拉西坦、尼莫地平）在改善 AD 患者 MMSE 分数方面的作用（A2，A4~A8）。合并的 meta 分析结果提示针刺与西药治疗比较，没有显著性差异（MD 0.36[−1.29，2.01]，I^2=78%）（表 7-3）。

另外 2 项使用电针刺激的针刺研究与西药（喜得镇、尼莫地平）比较，合并的结果也没有提示两者具有显著性差异（MD 0.53[−1.36，2.42]，I^2=78%）（A11，A13）。

对以上 8 项研究进行总体 meta 分析，结果提示针刺（手法刺激／电针刺激）在提高 MMSE 分数上，与西药相比没有显著性差异（MD 0.38[−0.82，1.58]，I^2=76%）。并且，上述研究经合并后的 meta 分析异质性均较高（表 7-3）。

另外，有一项研究比较了针刺与甲磺酸双氢麦角毒碱的疗效，结果提示在改善 MMSE 方面，两者无显著性差异（MD −0.26[−1.49，0.97]）（A10）。

表 7-3　传统针刺 vs 西药：治疗后 MMSE

干预措施	研究数量 （受试者人数）	对照药物	效应值 MD [95% CI], RE	I^2	纳入研究
针刺（手法刺激）	2（80）	多奈哌齐	0.39[−3.02, 3.79]	92	A5, A7
针刺（手法刺激）	2（65）	石杉碱甲	−1.22[−2.47, 0.04]	0	A2, A4
针刺（手法刺激）	1（32）	尼莫地平	2.06[−1.56, 5.68]	NA	A6
针刺（手法刺激）	1（51）	吡拉西坦	3.13[0.33, 5.93]*	NA	A8
针刺（手法刺激）	6（228）	西药	0.36[−1.29, 2.01]	78	A2, A4~A8
针刺（电针刺激）	1（96）	甲磺酸双氢 麦角毒碱	1.53[0.16, 2.90]*	NA	A11
针刺（电针刺激）	1（51）	尼莫地平	−0.40[−1.54, 0.74]	NA	A13
针刺（电针刺激）	2（147）	西药	0.53[−1.36, 2.42]	78	A11, A13
针刺（手法刺激 / 电针刺激）	8（375）	西药	0.38[−0.82, 1.58]	76	以上全部

注：* 存在统计学显著性差异；CI：可信区间；MD：均数差；RE：随机效应模型；MMSE：简易精神状态检查量表；NA：不适用

2）长谷川痴呆量表（HDS）

一项含有 HDS 为结局指标的 RCT 研究比较了手法刺激为主的针刺（百会、大椎）与尼莫地平之间的疗效（A6），meta 分析提示两组间治疗后无显著性差异（MD 1.39[−2.14, 4.92]）。另外两项疗程为 8 周的电针研究也呈现了类似的结果（MD 2.13[−5.58, 1.32], I^2=96%）（A12, A13）。三个研究合并后的 meta 分析结果没有明显改变，且异质性仍高（表 7-4）。

一项 RCT 比较了针刺与都可喜的疗效，结果提示在改善 HDS 分数方面，两者无显著性差异（MD0.07[−1.12, 1.26]）（A10）。

3）日常生活能力量表（ADL）

5 项 RCTs 对比了针刺（手法刺激 + 电针刺激）与西药（包括石杉碱甲、吡拉西坦、尼莫地平）在改善 AD 患者 ADL 分数方面的作用（A2, A6, A8, A12, A13）。这 5 项研究中，只有一项研究在文章中明确指出了所用的 ADL 版本来源情况（A2）。这项研究与另外 4 项研究使用的 ADL 量表的获益趋势是分数越低提示病情越轻（即 ADL- 低分优效型），因此，在对这 5 项研究进行 meta 分析的过程中，合并效应量使用了标准化均数差（SMD）来计算。结果显示治疗后两组没有显著性差异（SMD 0.16[-0.50, 0.83], I^2=78%）。

表 7-4　传统针刺 *vs* 西药：治疗后 HDS

干预措施	研究数量 （受试者人数）	对照药物	效应值 MD [95% CI]RE	I^2	纳入研究
针刺（手法刺激）	1（32）	尼莫地平	1.39[-2.14, 4.92]	NA	A6
针刺（电针刺激）	2（81）	尼莫地平	-2.13[-5.58, 1.32]	96	A12, A13
针刺（手法刺激 / 电针刺激）	3（113）	尼莫地平	-1.25[-4.22, 1.72]	93	以上全部

注：* 存在统计学显著性差异；CI: 可信区间；MD: 均数差；RE: 随机效应模型；HDS: 长谷川痴呆量表；NA: 不适用

　　根据干预措施和对照药物的不同对上述 5 项研究进行了亚组分析。大部分亚组分析的结果与总体 meta 分析结果一致，均没有发现针刺组在改善 ADL（低分优效型）量表分数方面优于西药组（表 7-5）。

表 7-5　传统针刺 *vs* 西药：治疗后 ADL（低分优效型）

干预措施	研究数量 （受试者人数）	对照药物	效应值 SMD [95% CI]RE	I^2	纳入研究
针刺（手法刺激）	1（21）	石杉碱甲	0.25[-0.61, 1.11]	NA	A2
针刺（手法刺激）	1（51）	吡拉西坦	0.04[-0.51, 0.59]	NA	A8
针刺（手法刺激）	1（32）	尼莫地平	-0.90[-1.63, -0.17]*	NA	A6
针刺（电针刺激）	2（81）	尼莫地平	0.70[-0.37, 1.77]	79	A12, A13
针刺（手法刺激 + 电针刺激）	5（185）	西药	0.16[-0.50, 0.83]	83	A2, A6, A8, A12, A13

注：* 存在统计学显著性差异；CI: 可信区间；SMD: 标准化均数差；RE: 随机效应模型；ADL: 日常生活能力量表；NA: 不适用

另外,有一项针刺研究使用了 ADL(高分优效型)量表作为结局指标之一(A4)。该研究的针刺组以百会或四神聪、风池、大椎、肾俞为主穴,比较了针刺组与对照组(石杉碱甲)之间的疗效,结果仍提示两组间无统计学显著性差异(SMD 0.28[-0.32, 0.88])。

4)社会功能活动问卷(FAQ)

赵立刚等探讨了针刺百会、大椎穴治疗 AD 的临床疗效(A6)。结果提示:治疗 8 周后,针刺组与尼莫地平组在改善 FAQ 分数方面无显著性差异(MD -1.41[-4.87, 2.05])。

(4)中西医结合疗法[(传统针刺 + 西药)vs 西药]

共有 3 项有关 AD 的 RCTs 探讨了传统针刺的中西医结合疗法(针刺 + 西药)与单独的西药之间的疗效。但这 3 项研究的数据并不适宜 meta 分析的合并,因此,我们对这些研究做了单独的分析。

其中一项小样本的预实验研究比较了针刺 + 西药治疗组(n=4)、假针刺 + 西药治疗组(n=3)和西药治疗组(n=3)之间对于改善 AD 患者激越情绪的疗效。针刺 + 西药治疗组中使用的穴位包括百会、印堂、内关、神门和耳穴中的神门穴。假针刺 + 西药治疗组则在相应的穴位点上使用钝针,结局指标以 NPI 评价。研究者发现 2 周后针刺 + 西药治疗组在减少 AD 患者激越情绪上优于其他两组(A1)。另外一个研究(n=30)也报道了针刺疗法对于改善 AD 患者 BPSD 方面的作用。治疗组以电针百会配印堂或大椎,同时配合口服奋乃静,对照组则单纯口服奋乃静。结果提示治疗组较对照组起效时间快、临床疗效更好,锥体外系的副反应较少(A14)。还有一项研究对比了针灸疗法联合都可喜与都可喜口服之间在改善 HDS 方面的疗效(A9),但由于该研究未报道治疗后两组的标准差,故未能进行 meta 分析。

在纳入的针刺 vs 西药的 RCTs 中,MMSE 和 ADL(低分优效型)量表为报道最多的结局指标,这两个结局指标也是评价 AD 患者认知功能和日常生活能力的最常用神经心理学量表之一。因此,我们对报道了这两个指标的 RCTs 中使用的穴位频次进行了统计(表 7-6),以期对临床应用和研究有一些启示。

表 7-6　传统针刺 *vs* 西药治疗 AD 的随机对照试验中常用穴位频次

结局指标	穴位名称	频次
MMSE（8 个研究）[1]	百会（GV20）	5
	肾俞（BL23）	5
	四神聪（EX-HN1）	4
	大椎（GV14）	4
	太溪（KI3）	4
	足三里（ST36）	4
	风池（GB20）	3
	神门（HT7）	3
ADL（低分优效型）（5 个研究）[2]	百会（GV20）	4
	肾俞（BL23）	3
	四神聪（EX-HN1）	3

注：[1] 纳入的研究参照表 7-3；[2] 纳入的研究参照表 7-5；ADL：日常生活能力量表；MMSE：简易精神状态检查量表。

6. 传统针刺治疗 AD 的 GRADE 评价

我们采用 GRADE 的证据评价方法评估传统针刺治疗 AD 的证据质量。根据临床用药指南、专家意见及纳入研究的具体情况等，对本章中重要的 PICO 问题做进一步的 GRADE 证据质量评价。选择多奈哌齐（WHO 推荐的一线用药）作为对照措施，结局评价指标包括 MMSE、HDS、ADAS-Cog、MoCA、ADL（低分优效型）、ADL（高分优效型）、FAQ。

传统针刺 *vs* 多奈哌齐：

共纳入 2 项针刺 *vs* 多奈哌齐的 RCTs 研究。GRADE 证据总结表提示传统针刺治疗与多奈哌齐在改善 MMSE 分数方面的疗效相当，其证据为极低质量，研究中没有报道其他结局指标及不良反应情况（表 7-7）。

（二）传统针刺类非随机对照试验

本次研究没有检索到符合纳入标准的 CCTs，因此不能得到基于 CCTs 的针灸治疗 AD 的临床证据。

表 7-7　传统针刺 *vs* 多奈哌齐结果总结表

结局指标	患者人数 （研究数量）	证据质量 （GRADE）	预期绝对效应	
			多奈哌齐组	针刺组与多奈哌齐组比较
MMSE 平均疗程：6 周	80 （2RCTs）	⊕○○○ 极低[1][2][3]	对照组 MMSE 平均分：20.62 分	MD 增加 0.39 （−3.02，3.79）
不良事件	没有报道不良事件			
CI：可信区间；MD：均数差				
1：受试者和研究人员未设置盲法；2：统计学异质性较大；3：样本量不足影响了结果的 准确性				
纳入研究： MMSE：A5，A7.				

（三）传统针刺类无对照研究

共有 13 项病例系列研究和 1 项病例报告研究对传统针刺治疗 AD 的疗效进行了评估（A17~A30）。所有的研究均在中国境内实施，共纳入 468 例 AD 患者。干预措施包括：针刺（11 项研究）、针刺 + 灸法（1 项研究）、电针（1 项研究）、穴位注射（1 项研究）。以上研究均没有报道中医证型。

在这些 NCS 中，最常用的穴位为百会（GV20）、四神聪（EX-HN1）、神庭（GV24）、神门（HT7）、大椎（GV14）（表 7-8）。1 项联合了针刺和灸法治疗的研究共纳入了 76 例 AD 患者。该研究在百会、四神聪、大椎穴施以针刺，而在关元穴施以隔姜灸（A18）。

表 7-8　传统针刺治疗 AD 的无对照研究中常见的穴位频次

穴位名称	研究数量	穴位名称	研究数量
百会（GV20）	9	大椎（GV14）	4
四神聪（EX-HN1）	5	印堂（EX-HN3）	3
神庭（GV24）	5	内关（PC6）	3
神门（HT7）	5	丰隆（ST40）	3

（四）传统针刺疗法的安全性评价

在 14 项传统针刺取穴治疗 AD 的 RCTs 研究中，仅有 2 项研究对不良事件进行了报道。其中 1 项研究报道了治疗过程中有一例患者由于拒绝治疗而脱落，其他患者未出现不良事件（A1）。在另一项电针联合奋乃静治疗 AD 精神行为症状的研究（n=30）中，研究者报道了 4 例治疗组患者出现了锥体外系反应，7 例对照组患者出现了锥体外系反应（A14），考虑该副作用可能与奋乃静的使用有关。在 NCS 研究中，仅有一项研究对不良事件进行了报道，即有 4 例 AD 患者出现了锥体外系的副作用，同样的，考虑该副作用的出现也与奋乃静作为伴随用药有关（A19）。

四、头针疗法的相关研究

头针（scalp acupuncture），又称头皮针，是在头部特定的穴线进行针刺防治疾病的一种方法。头针的理论依据主要有二：一是根据传统的脏腑经络理论；二是根据大脑皮质的功能定位在头皮的投影，选取相应的头穴线。

（一）头针疗法随机对照试验

1. 临床研究文献特征

共有 2 项研究应用了头针疗法治疗 AD。其中一项研究为针刺顶颞前斜线（MS6）和顶颞后斜线（MS7）（A15）。另一项研究则采用了电针，其取穴既采用了传统的穴位（百会、四神聪、太溪、大钟、悬钟、足三里），又采用了头针穴位：额中线（MS1）、顶中线（MS5）、颞前线（MS10）、颞后线（MS11）（A16）。这两个研究的对照设计均为（针刺 + 多奈哌齐）vs 多奈哌齐。

2. meta 分析结果

（1）简易精神状态检查量表（MMSE）

1 项纳入了 60 例 AD 患者的 RCT 研究对比了头针联合多奈哌齐与单纯多奈哌齐在改善 AD 患者 MMSE 分数方面的作用（A15），结果显示两组在治疗 12 周后并没有显著性差异（MD1.57[−0.52，3.66]）（表 7-9）。

另一项疗程为 12 周的研究以头、体电针联合多奈哌齐口服作为干预措施（A16）。结果提示联合疗法在改善 AD 患者 MMSE 分数上优于单独使用多奈哌齐（MD4.20[1.40, 7.00]）。

表 7-9　（头针＋西药）*vs* 西药：治疗后 MMSE 分数

干预措施	研究数量（受试者人数）	疗程（周）	对照药物	效应值 MD[95% CI]RE	I²	纳入研究
头针＋多奈哌齐	1（60）	12	多奈哌齐	1.57[-0.52, 3.66]	NA	A15
头电针＋体电针＋多奈哌齐	1（38）	12	多奈哌齐	4.20[1.40, 7.00]*	NA	A16

注：* 存在统计学显著性差异；CI：可信区间；MD：均数差；RE：随机效应模型；MMSE：简易精神状态检查量表；NA：不适用。

（2）蒙特利尔认知评估量表（MoCA）

在一项采用头体电针联合多奈哌齐治疗 AD 的 RCT 研究中，治疗组 12 周后在改善 MoCA 评分方面没有优于对照组（多奈哌齐组）（MD 2.00[-0.89, 4.89]）（A16）。

在上述两项头针联合多奈哌齐 vs 多奈哌齐的临床研究中，单个研究的治疗组与对照组在降低 ADL（低分优效型）量表方面没有显示出统计学差异；两个研究进行合并后的 meta 分析却显示治疗组优于对照组，结果见表 7-10。

表 7-10　（头针＋西药）*vs* 西药：治疗后 ADL（低分优效型）

干预措施	研究数量（受试者人数）	疗程（周）	对照药物	效应值 MD[95% CI]RE	I²	纳入研究
头针＋多奈哌齐	1（60）	12	多奈哌齐	-0.40[-0.91, 0.11]	NA	A15
头电针＋体电针＋多奈哌齐	1（38）	12	多奈哌齐	-0.54[-1.19, 0.11]	NA	A16
头针中西医结合疗法	2（98）	12	多奈哌齐	-0.45[-0.85, -0.05]*	0	A15, A16

注：* 存在统计学显著性差异；CI：可信区间；SMD：标准化均数差；RE：随机效应模型；ADL：日常生活能力量表；NA：不适用

3. 头针治疗 AD 的 GRADE 评价

（头针 + 多奈哌齐）vs 多奈哌齐：

2 项中西医结合的 RCTs 研究对头针 + 多奈哌齐 vs 多奈哌齐进行了评估（A15，A16）。GRADE 证据总结表提示其证据级别为低质量 ~ 极低质量。在 MMSE 和 ADL（低分优效型）这两个结局指标中，头针联合多奈哌齐的针药联合组的改善程度优于单纯多奈哌齐组，差异有统计学意义，但在 MoCA 量表中则没有出现类似的结果（表 7-11）。2 项研究均没有报道其他的结局指标。

表 7-11　（头针 + 多奈哌齐）vs 多奈哌齐结果总结表

结局指标	患者人数（研究数量）	证据质量（GRADE）	预期绝对效应	
			多奈哌齐组	头针 + 多奈哌齐组与多奈哌齐组比较（95%CI）
MMSE 平均疗程：12 周	98（2 RCTs）	⊕◯◯◯ 极低[1,2,3]	对照组 MMSE 平均分：19.30	MD 增加 2.71（0.16, 5.27 higher）
MoCA 平均疗程：12 周	38（1 RCT）	⊕⊕◯◯ 低[1,3]	对照组 MMSE 平均分：19.20	MD 增加 2.00（−0.89, 4.89）
ADL（低分优效型）平均疗程：12 周	98（2 RCTs）	⊕⊕◯◯ 低[1,3]	对照组 ADL（低分优效型）平均分：32.82	SMD 降低 0.45 SD（−0.85, −0.05）
不良事件	2 项研究均对不良事件进行了报道。其中 2 项研究中的治疗组均没有出现不良事件，1 项研究报告了对照组的 2 例患者出现了恶心、厌食和腹部不适			
CI: 可信区间；MD: 均数差				
1：受试者和研究人员未设置盲法；2：统计学异质性较大；3：样本量不足影响了结果的准确性				
纳入研究：MMSE：A15，A16.　MoCA：A16.　ADL（低分优效型）：A15，A16.				

（二）基于CCTs、NCS的头针治疗阿尔茨海默病的临床证据

本次研究没有检索到符合纳入标准的头针治疗AD的CCT和NCS研究，因此不能得到基于CCTs和NCS的头针治疗AD的临床证据。

（三）头针疗法的安全性评价

2项纳入的头针研究均对不良事件进行了报道。其中一项研究显示治疗组和对照组均没有出现不良事件（A15）。另一项研究则报告了对照组的2例患者出现了恶心、厌食和腹部不适的症状，但经过对症治疗后症状消失（A16）。

五、穴位注射疗法

仅有一项非对照研究探讨了穴位注射对AD的治疗作用。研究者以人参注射液、复方当归注射液（含当归、川芎、红花）混合后注射至患者的双侧肾俞、足三里、三阴交，初步观察到该疗法对AD的症状有一定的改善（A30）。

六、总结

（一）常用针灸穴位的临床证据总结

现代中医临床指南/教科书等推荐针灸（包括传统针刺、头针、耳针、灸法等）作为治疗AD的一种干预手段（见本书第二章）。治疗AD的RCTs主要集中在传统针刺和头针疗法，耳针及灸法则相对较少，仅有极少数研究涉及该领域。

第二章提到的百会（GV20）、四神聪（EX-HN1）、太溪（KI3）、足三里（ST36）在临床RCTs中同样也是常用的穴位；悬钟（GB39）、大钟（KI4）则仅出现在一个RCT研究中；风府（GV16）没有出现在纳入的RCTs研究中。头针方面，顶颞前斜线（MS6）、颞后线（MS11）各出现在一个单个的RCT中，而其他的在第二章中提到的头针穴位均没有在纳入的RCTs研究当中出现。第二章中提到的靳三针疗法也没有出现在纳入的RCTs研究中。

在一项中西医结合的RCT研究中，治疗组在对照组基础上针刺百会及双

侧内关穴,并且在起针后,继续用艾条灸百会穴及隔姜灸内关穴(A9)。另一项针对 AD 的 NCS 研究中,患者除了接受针刺百会、四神聪、大椎、关元穴外,还予隔姜灸关元穴(A18)。在第二章中灸法所推荐的三个穴位中,只有百会(GV20)出现在这些研究中。

(二)针灸及相关疗法治疗阿尔茨海默病的临床证据总结

通过 meta 分析对针刺疗法治疗 AD 的有效性进行评估,结果发现:传统针刺在改善 MMSE、ADL(低分优效型)分数方面与西药的疗效类似;头针联合西药治疗较单独的西药治疗在改善这两个结局指标方面更有优势。当然,这一结论有一定的局限性。首先,所有这些 RCTs 的疗程相对较短(8~12 周),没有进行长期随访,因此,很有可能针刺仅具有短期疗效;其次,这些纳入的研究普遍方法学质量偏低,随机方法不明确,极少研究使用了盲法。虽然由于针灸需要操作者进行手法治疗,故对受试者或者操作者实施盲法存在困难,但对结局评价者实施盲法仍是必要的。因此,我们很难评估由于这部分因素所造成的偏倚对结论的影响。还有就是这些 meta 分析中存在着较高的异质性。这预示着进行合并的研究之间存在差异。这些差异可能来自于各个研究中取穴的不同、针刺方式的不同和使用不同的对照药物等。另外,纳入患者的病程、病情严重程度、治疗疗程和治疗频率等差异也会造成异质性升高。所有这些因素均影响着我们对结论的信心程度以及在 GRADE 中的证据质量评估等级。

极少数的研究对针刺治疗 AD 的安全性进行了报道,这反映了针刺临床研究普遍对于安全性的报道不足。同时,这也影响了我们对针刺治疗 AD 的安全性做出确切的结论。

百会(GV20)和四神聪(EX-HN1)是在 RCTs、NCS 中最常用的穴位。这两个穴位也在第二章中提到是治疗 AD 推荐使用的穴位。肾俞(BL23)也是常用的穴位,特别是在纳入肾虚患者的临床研究中更是如此。其他的穴位,如足三里(ST36)和大椎(GV14)也较常用,多次出现在 RCTs、NCS 中。

需要指出的是,并不是说穴位使用频率越高就代表其疗效越好,并且,我们现在还不清楚是否特定的穴位组合对特定的证型更为有效。因此,我们需要更深入的研究去寻找最优的 AD 针刺治疗方案。其他的针刺方法,例如头针、耳针等,由于纳入的研究极少,故难以得出结论。

基于现有的证据来看,百会(GV20)和四神聪(EX-HN1)可作为治疗 AD 的基础穴位。尽管目前的证据显示针刺所引起的不良事件风险很低,但是由于纳入研究对安全性指标的报道较少,因此我们对针灸治疗 AD 的安全性仍不是非常确信。

总之,只有有限的临床证据支持针灸及相关疗法治疗 AD。从纳入研究的 meta 分析来看,传统针刺疗法可能优于空白治疗,同时短期疗效与西药或心理咨询治疗相当。头针联合西药治疗的疗效优于单独西药治疗。然而,这些证据均是建立在小样本、短疗程、方法学质量偏低的 RCTs 基础之上。因此,未来需要更多设计更好的临床研究进一步验证其治疗 AD 的疗效和安全性。

参 考 文 献

1. 曹飞,潘小玲,李䪨超,等. 针刺疗法对中国人群老年性痴呆效果的系统评价和 Meta 分析. 南昌大学学报(医学版),2014,54(9):59-65.

2. 崔燕. 针灸治疗老年性痴呆的 Meta- 分析. 内蒙古中医药,2014,33(23):55.

3. 郭小溪,金红妹,霍丽. 针灸治疗老年性痴呆的 Meta 分析. 中国针灸,2008,28(2):140-144.

4. Lee MS, Shin BC, Ernst E. Acupuncture for Alzheimer's disease: a systematic review. Int J Clin Pract, 2009, 63(6): 874-879.

5. 田涛涛,张玉莲,崔远武,等. 针灸对照西药治疗老年性痴呆疗效的系统评价. 长春中医药大学学报,2012,28(1):48-50.

第八章　其他中医疗法治疗阿尔茨海默病的临床研究证据

导语：除了中药和针灸疗法之外，太极、推拿等其他中医疗法也在临床上用于阿尔茨海默病的治疗和疾病管理。因此我们对这些疗法治疗阿尔茨海默病的疗效和安全性进行了系统评价。在全面检索 9 个中英文电子数据库后，最终只有 2 项临床研究纳入最后的分析。其中一项随机对照试验研究发现打太极拳联合步行训练及常规药物治疗能够短期缓解阿尔茨海默病患者的精神行为症状。另一项无对照研究则报道了点穴按摩在改善阿尔茨海默病患者临床症状方面的疗效。总之，其他中医疗法治疗阿尔茨海默病的现有证据十分有限。

太极：是以中国传统儒、道哲学中的太极、阴阳辨证理念为核心思想，集颐养性情、强身健体、技击对抗等多种功能为一体，结合易学的阴阳五行之变化、中医经络学、古代的导引术和吐纳术形成的一种内外兼修、柔和、缓慢、轻灵、刚柔相济的中国传统拳术。

推拿 / 中医按摩：是在人体经络腧穴及一定部位上施以特定的操作手法或肢体活动，用以保健、治病的方法。具有疏通经络，滑利关节，促使气血运行，调整脏腑功能，增强人体抗病能力等作用。

一、现有系统评价证据

一项来自 Cochrane 的系统评价共纳入了 17 项 RCTs[1]，结果提示没有明确的证据表明运动疗法对提高痴呆患者的认知功能障碍有益，但对于改善此类患者的日常生活能力有一定的帮助。然而，该研究没有对太极进行进一步的

156

亚组分析。一项包括了太极拳在内的系统综述发现有氧运动能提高轻度认知功能障碍（MCI）患者的认知功能[2]。另一项纳入了 22 项 RCTs 的系统评价则显示：运动疗法对于 MCI 患者的认知功能有一定的改善，但对于痴呆患者则作用不大[3]。同样的，这两个系统评价也没有对太极进行进一步的亚组分析。

一项包括了多种按摩疗法的综述中提到：按摩能够让居家老人情绪放松[4]；另一项研究则发现按摩疗法能减轻依靠家庭照护的老年痴呆患者激越情绪[5]。但这些综述中的干预措施均包括了多种的按摩手法，而并非中医特有的推拿和按摩手法。

需要注意的是，虽然上述系统评价中可能包含着阿尔茨海默病（AD）患者，但是我们并没有检索到专门的中医其他疗法治疗 AD 的系统评价。

二、临床研究文献筛选

本章共纳入 2 项临床研究。其中一项为随机对照试验（RCT），评价了打太极拳 + 步行联合西药治疗对于改善 AD 患者精神行为症状的作用（O1）；另一项研究是关于点穴按摩的无对照试验研究（NCS）（O2）（图 8-1）。两个研究均在中国境内实施。共纳入了 161 例患者，年龄均大于 60 岁，疗程波动在 8~12 周之间。这两个研究均未报道中医证型。未检索到符合纳入标准的有关中医食疗或中医心理疗法治疗 AD 的临床研究。

三、结果

（一）中医运动疗法的临床证据总结

1. 临床研究文献特征

仅有一项关于太极 + 步行疗法联合西药治疗 AD 的随机对照试验被纳入。该研究在中国境内实施。具体干预措施为步行：鼓励照料者每天陪领着患者在医院的花园里慢步行走，每次时间 20 分钟，早中晚各 1 次。太极拳：组织患者一起练太极拳，并由专门的武术专业的太极拳老师带领，每天 2 次，上午 1 次，下午 1 次。同时结合常规西药（包括乙酰胆碱酯酶抑制剂、美金

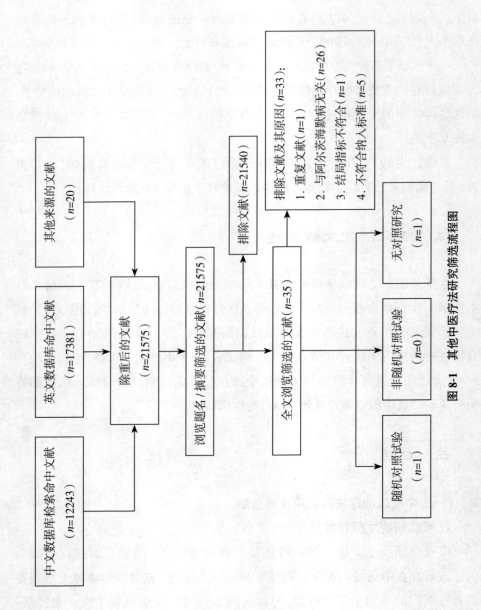

图 8-1 其他中医疗法研究筛选流程图

刚、血管扩张药物、抗精神病药物和苯二氮䓬类药物）治疗。对照组则单纯接受常规西药治疗。观察该疗法对于改善 AD 患者的神经精神症状的改善作用（O1）。

2. 偏倚风险

该研究在文章中提到了"随机"，但未描述随机序列产生的过程以及分配隐藏的具体措施，所以在这两项评估中均为不清楚偏倚风险；步行及太极拳这两项干预措施对于参与者及研究者来说，均没有实施盲法，故评为高偏倚风险；文章中未提及是否对结局评价者实施盲法，故评为不清楚偏倚风险；由于该研究报告了所有的结局数据，故在不完全数据报告方面为低风险；对于选择性结局报告方面，由于未提供研究方案，故被评为不清楚偏倚风险。

3. meta 分析结果

阿尔茨海默病病理行为评定量表（BEHAVE-AD）

研究者在治疗前及治疗后第 4、8、12 周分别采用 BEHAVE-AD 对患者进行评分，利用治疗前后该量表减分差值进行疗效评价。结果提示治疗后 4 周（MD 1.72[1.03，2.41]）、8 周（MD 1.82[0.65，2.99]）两组的 AD 病理行为评定量表减分值有显著性差异，但治疗后 12 周两组得分没有显著性差异（MD 0.75[−0.67，2.17]）。同时在对该量表各个因子进行进一步分析中发现，该疗法在治疗后 4 周及 8 周时对改善患者的攻击行为、昼夜节律紊乱方面更为有效，而在治疗后 12 周时则未出现类似的优势。焦虑恐惧的改善在任何时点两组均无显著性差异（O1）。因此，太极拳联合步行训练配合常规药物可能在短期（8周内）可能对缓解 AD 患者的精神行为症状上有一定的作用。该研究没有对不良事件进行报道（O1）。

（二）中医按摩疗法的临床证据总结

没有检索到符合纳入标准的有关中医按摩治疗 AD 的 RCTs 或者 CCTs，只有一项 NCS 纳入分析。该研究运用点穴和按摩的方法治疗 AD 患者。具体措施包括：转项、按摩头部、梳头、点太阳穴、推项、握拳、揉大钟穴、按涌泉穴。评估 35 例受试者治疗 2 个月后的疗效改善情况。疗效评价指标为研究者自拟的有效率。结果提示治疗后的总有效率为 80%，大多数患者明显地改善了临床症状（O2）。该研究没有对不良事件进行报告，所以不能评估该疗法的安全性。

四、总结

（一）其他中医疗法临床实践的启示

太极拳作为有氧运动，在实施过程中利用眼和手的协调动作，视线追随手指移动，不断通过手指到脚部的全身运动，以达到全神贯注，身心合一，对集中注意力，提高记忆力起到促进作用[6,7]。其他具有中医特色的传统健身操，如导引、气功等也会对人的意、气、形、神进行锻炼，非常符合人体生理和心理的要求，对老年人包括认知能力在内的整体生活质量的改善效果明显[8]。但是我们此次未能检索到符合纳入标准的相应临床研究。

推拿按摩作为中医的一个特色疗法，通过对人体体表和特定的经络、腧穴进行推、拿、按、摩、揉、捏、点、拍等形式多样的手法，可以起到疏通经络、推行气血、调和阴阳的作用，且有研究表明可能对于稳定痴呆患者的情绪有一定的益处。

（二）其他中医疗法的临床证据总结

仅有 2 项符合纳入标准和排除标准的临床研究纳入本章的分析。其中的 1 项 RCT 显示：相较于常规西药疗法来说，打太极拳 + 步行运动联合常规西药疗法在短期（8 周内）可能更好地改善 BEHAVE-AD 分数，但这一变化趋势并没有持续到 12 周。由于仅纳入了一项研究，因此还不能获知太极拳对于 AD 患者的确切作用。然而，一项三臂的研究提示：与常规护理组相比，打太极拳和打麻将均能更好地保持和延缓痴呆患者（不限于 AD）的认知功能[9]。另外，多个研究均报道了打太极拳能够提高正常老人的认知功能[10-13]。

另一项研究是一个关于中医按摩的无对照研究（O2）。但是该研究的疗效评价指标为研究者自拟的有效率，故其结论很难评价。当然，也有其他的研究者报道了关于按摩对于痴呆患者（不限于 AD）的疗效。例如：足部按摩能提高痴呆患者的警觉[14]，触觉按摩能够减少痴呆患者的攻击行为和降低压力水平[15]，并且能让患者心情更好地放松和产生正面情绪[16]。

本章所纳入的 RCT 没有对太极拳的安全性进行报道，但是在另一篇综述提到了打太极拳没有出现严重的不良事件[17]。另外，没有临床研究报道了有关中医推拿按摩的安全性数据。

　　总之，其他中医疗法治疗 AD 的临床研究数量有限，故而其获取的证据水平也非常低，同时，也没有足够多的信息去准确地评价这些干预措施的安全性。与常规西药相比，打太极拳联合步行训练配合常规西药治疗可能在短期内能更好地改善 AD 患者的精神行为症状，但是，AD 的精神行为症状多发生在 AD 的中晚期，学打太极拳似乎对于这个阶段的患者来说是困难的。且有其他研究表明，打太极拳仅对 AD 早期人群有益。

　　点穴按摩可能对改善 AD 临床症状有一定的作用。同时，也有其他研究表明多种按摩手法对痴呆患者有益，主要作用为提高生活质量和减轻其精神行为症状。然而，未来仍需要更多的研究来评估中医按摩对于 AD 的作用。

参 考 文 献

1．Forbes D, Forbes SC, Blake CM, et al. Exercise programs for people with dementia. Cochrane Database of Systematic Reviews, 2015,（4）: CD006489.

2．Zheng G, Xia R, Zhou W, et al. Aerobic exercise ameliorates cognitive function in older adults with mild cognitive impairment: a systematic review and meta-analysis of randomised controlled trials. Br J Sports Med, 2016, 50: 1443-1450.

3．Ohman H, Savikko N, Strandberg TE, et al. Effect of physical exercise on cognitive performance in older adults with mild cognitive impairment or dementia: a systematic review. Dement Geriatr Cogn Disord, 2014, 38(5-6): 347-365.

4．Harris M, Richards KC. The physiological and psychological effects of slow-stroke back massage and hand massage on relaxation in older people. J Clin Nurs, 2010, 19(7-8): 917-926.

5．Moyle W, Murfield JE, O'Dwyer S, et al The effect of massage on agitated behaviours in older people with dementia: a literature review. J Clin Nurs, 2013, 22(5-6): 601-610.

6．Wu, Y., Y. T. Wang, et al. The effects of Tai Chi exercise on cognitive function in older adults: a meta-analysis. Journal of Sport and Health Science, 2013, 2(4): 193-203.

7．Zheng G, Xia R, Zhou W, et al. Aerobic exercise ameliorates cognitive function in older adults with mild cognitive impairment: a systematic review and meta-analysis of randomised controlled trials. Br J Sports Med, 2016, 50: 1443-1450.

8. Kohn, Livia. Chinese healing exercises: the tradition of Daoyin. University of Hawaii Press, 2008.

9. Cheng ST, Chow PK, Song YQ, et al. Mental and physical activities delay cognitive decline in older persons with dementia. Am J Geriatr Psychiatry, 2014, 22(1): 63-74.

10. Lam LC, Chau RC, Wong BM, et al. A 1-year randomized controlled trial comparing mind body exercise (Tai Chi) with stretching and toning exercise on cognitive function in older Chinese adults at risk of cognitive decline. Journal of the American Medical Directors Association, 2012, 13(6): 568 e15-20.

11. Lam LC, Chau RC, Wong BM, et al. Interim follow-up of a randomized controlled trial comparing Chinese style mind body (Tai Chi) and stretching exercises on cognitive function in subjects at risk of progressive cognitive decline. Int J Geriatr Psychiatry, 2011, 26(7): 733-740.

12. Wu Y, Wang YT, Burgess EO, et al. The effects of Tai Chi exercise on cognitive function in older adults: a meta-analysis. J Sport Health Sci, 2013, 2(4): 193-203.

13. Miller SM, Taylor-Piliae RE. Effects of Tai Chi on cognitive function in community-dwelling older adults: a review. Geriatr Nurs, 2014, 35(1): 9-19.

14. Moyle W, Cooke ML, Beattie E, et al. Foot massage versus quiet presence on agitation and mood in people with dementia: a randomised controlled trial. Int J Nurs Stud, 2014, 51(6): 856-864.

15. Suzuki M, Tatsumi A, Otsuka T, et al. Physical and psychological effects of 6-week tactile massage on elderly patients with severe dementia. Am J Alzheimers Dis Other Demen, 2010, 25(8): 680-686.

16. Skovdahl K, Sorlie V, Kihlgren M. Tactile stimulation associated with nursing care to individuals with dementia showing aggressive or restless tendencies: an intervention study in dementia care. Int J Older People Nurs, 2007, 2(3): 162-170.

17. Wayne PM, Berkowitz DL, Litrownik DE, et al. What do we really know about the safety of tai chi? : a systematic review of adverse event reports in randomized trials. Arch Phys Med Rehab, 2014, 95(12): 2470-2483.

第九章 中医综合疗法治疗阿尔茨海默病的临床研究证据

导语：在中医临床实践中，常常采用两种或两种以上的中医疗法结合治疗阿尔茨海默病。通过对 9 个数据库的全面检索、筛选后，最终纳入 12 项随机对照试验进入系统评价和 meta 分析中。最常见的中医综合疗法为中药结合针刺疗法。其他的中医综合疗法还包括：中药结合针灸、中药结合太极、中药结合穴位埋线以及中医食疗结合灸法等。虽然中医综合疗法多种多样，但总体结果仍显示中医综合疗法对阿尔茨海默病症状有一定的改善作用。

中医综合疗法是指两种或两种以上的中医干预措施联合使用，例如中药结合针灸、中药结合太极等。这些中医疗法的结合反映了中医临床实践的特点。但是电子数据库检索没有发现既往有关中医综合疗法治疗阿尔茨海默病（AD）的系统评价。

一、临床研究文献筛选

通过检索中英文数据库，最后有 12 项随机对照试验纳入本章的研究（C1~C12）。作为研究中的其中一组干预措施，它们分别来自 8 项两臂研究（C2~C4，C6，C8，C9，C11，C12）、2 项三臂研究（C1，C10）和 2 项四臂研究（C5，C7）。所有试验均在中国境内实施。干预措施包括口服中药结合针刺/针灸、中药结合太极、中药结合穴位埋线以及中医食疗结合灸法等（表 9-1）。所有研究的对照措施均为常规西药。仅有一项研究提到 AD 患者的中医证型为肾虚精亏证（C12）。

（注：本章仅纳入了中医综合疗法的随机对照试验研究。）

表 9-1　中医综合疗法随机对照试验汇总

干预措施	研究数	纳入研究
中药 + 针刺	7	C1, C4~C9
中药 + 针刺 + 灸法	1	C10
中药 + 针刺 + 西药	1	C1
中药 + 灸法 + 西药	1	C3
中医食疗 + 灸法	1	C11
中药 + 太极 + 西药	1	C2
中药 + 穴位埋线	1	C12

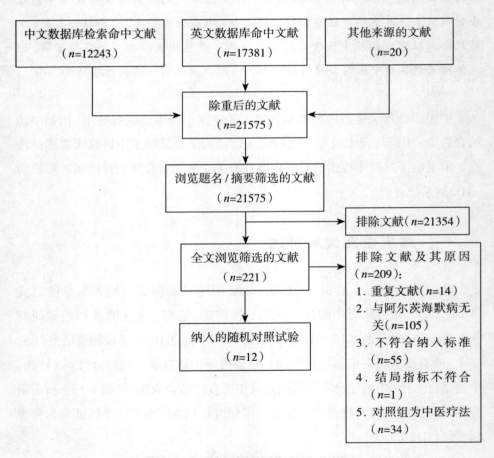

图 9-1　中医综合疗法研究筛选流程图

二、偏倚风险

所有 12 项中医综合疗法治疗 AD 的 RCTs 在文章中均提到了"随机"的字眼,但是仅有 4 项研究对于随机序列的产生细节进行了报告,故被评为"低偏倚风险",其余 8 项则为"不清楚"的偏倚风险。所有研究均没有对分配方案的隐藏方法进行描述。因此,所有研究在这一维度均被评为"不清楚"的偏倚风险。所有研究均没有对参与者、研究者及结局评价者实施盲法,因此所有的研究在这三个维度被评为"高偏倚风险"。所有的研究均没有显示在研究过程中有患者脱落,故而在不完整结局数据方面均评为"低偏倚风险"。这些研究均没有提供研究方案,因此这些研究在选择性结局报告这一维度被评为"不清楚"的偏倚风险(表 9-2)。总之,纳入的研究方法学质量普遍不高。

表 9-2　中医综合疗法随机对照试验的偏倚风险评估

偏倚风险评估维度	低风险 n(%)	不清楚 n(%)	高风险 n(%)
随机序列产生	4(33.3)	8(66.7)	0(0)
分配方案的隐藏	0(0)	12(100)	0(0)
参与者的盲法实施	0(0)	0(0)	12(100)
研究者的盲法实施 *	0(0)	0(0)	12(100)
结局评价者的盲法实施	0(0)	0(0)	12(100)
不完整结局数据报告	12(100)	0(0)	0(0)
选择性报告	0(0)	12(100)	0(0)

注 *:针灸等操作类干预措施的特殊性使对研究者中的施针人员设盲存在困难。

三、结果

(一)(中药 + 针刺/针灸)vs 西药

1. 临床研究文献特征

8 个 RCTs 研究对中药结合针刺/针灸治疗 AD 的临床疗效进行了探讨

（C1，C4~C10）。其中包括了 1 项三臂的研究 [（中药 + 针刺）vs（中药 + 针刺 + 西药）vs（西药）]（C1）。有一项研究以中药 + 针刺 + 灸法为干预措施（C10）。这些研究共纳入 417 名 AD 患者，疗程为 4 周 ~6 个月。

所有研究都将西药作为对照。对照药物包括：盐酸多奈哌齐、石杉碱甲、尼莫地平 + 吡硫醇、吡拉西坦联合都可喜。结局指标的报道包括 MMSE、HDS 和 ADL（注：都可喜现已在中国撤市，因此本章中干预措施包含都可喜的研究将单独进行分析）。

2. 常用的中药及针灸穴位

上述 8 项研究中，有 2 项研究使用了益智健脑颗粒作为干预措施（C7，C10），其余研究的中药干预措施均使用了不同的方剂。在这 8 项研究中，最常用的中药药味为石菖蒲、黄芪、熟地黄，最常用的针灸穴位为百会、四神聪、神门、足三里（表 9-3）。

表 9-3　中药 + 针刺 / 针灸疗法随机对照试验中常用的中药 / 穴位

中药名称	植物学名	研究数	穴位名称	研究数
石菖蒲	*A. tatarinowii* Schott	6	百会（GV20）	9
黄芪	*Astragalus membranaceus*（Fisch.）Bge.	6	四神聪（Ex-HN1）	6
熟地黄	*Rehmannia glutinosa* Libosch.	6	神门（HT7）	5
川芎	*Ligusticum chuanxiong* Hort.	5	足三里（ST36）	5
远志	*Polygala tenuifolia* Willd.	5	内关（PC6）	4
山茱肉	*Cornus officinalis* Sieb. et Zucc.	5	三阴交（SP6）	4
党参	*Codonopsis pilosula*（Franch.）Nannf.	5	神庭（GV24）	3
水蛭	*Hirudo or Whitmania spp.*	4	肾俞（BL23）	2
丹参	*Salvia miltiorrhiza* Bge.	4	风池（GB20）	2
黄精	*Polygonatum sibiricum* Red.	4	太溪（KI3）	2
淫羊藿	*Epimedium spp.*	3	合谷（LI4）	2
续断	*Dipsacus asper* Wall. ex Henry	3	太冲（LR3）	2

3. meta 分析结果

（1）简易智能精神状态检查量表（MMSE）

共有 8 项研究报道了治疗后的 MMSE 分数（C1, C4~C10）。2 项研究（疗程：8~12 周）采用中药结合针刺作为干预措施，多奈哌齐作为对照措施。meta 分析结果显示：针药组在改善 MMSE 分数方面与多奈哌齐组相比没有显著差异（MD 0.20[−1.13, 1.53], I^2=68%）（C7, C9）。1 项疗程为 8 周的 RCT 提示：在提高 MMSE 分数方面，补肾活血汤结合针刺没有优于石杉碱甲（C4）。同样的，另一项疗程 8 周的研究也显示当归芍药散结合针刺与尼莫地平之间没有显著性差异（C5）。然而，一项历时 6 个月的 RCT 则提示了补肾益气活血汤结合针刺的疗效优于吡拉西坦联合吡硫醇（C8）。以上这 5 项研究合并后的 meta 分析结果显示治疗组与对照组没有显著性差异，且合并后的研究间异质性很高（MD 1.50[−0.44, 3.44], I^2=90%）。敏感性分析中，我们去掉了一项长疗程的研究（C8）后，虽然两组间仍无显著性差异，但异质性得到了明显地降低（MD 0.51[−0.38, 1.40], I^2=41%）（表 9-4）。

表 9-4　（中药＋针刺）*vs* 西药：治疗后 MMSE 分数

对照措施	研究数量（疗程/周）	受试者人数	效应值 MD[95%CI]RE	I^2%	纳入研究
多奈哌齐	2（8~12）	106	0.20[−1.13, 1.53]	68	C7, C9
石杉碱甲	1（8）	42	1.00[−1.78, 3.78]	NA	C4
尼莫地平	1（8）	49	1.20[−0.19, 2.59]	NA	C5
吡拉西坦 + 吡硫醇	1（24）	78	4.75[3.50, 6.00]*	NA	C8
西药	5（8~24）	275	1.50[−0.44, 3.44]	90	以上全部
敏感性分析	4（8~12）	197	0.51[−0.38, 1.40]	41	C4, C5, C7, C9

　* 存在统计学显著性差异；CI: 可信区间；MD: 均数差；RE: 随机效应模型；MMSE: 简易精神状态检查量表；NA: 不适用。

另外，有 2 项研究（C1, C6）结果发现，与吡拉西坦 + 都可喜相比，中药结合针刺组在提高 MMSE 分数方面没有明显的优势（MD 0.62[−1.41, 2.64],

I^2=0%）。

1 项为期 12 周（n=56）的研究比较了中药 + 针刺 + 灸法与西药之间的疗效。针药组采用针刺百会、四神聪、大椎、关元等穴，口服益智健脑颗粒，同时在患者留针期间隔姜灸关元穴，而西药组则口服多奈哌齐，治疗后结果提示该治疗措施在提高患者 MMSE 分数上，优于多奈哌齐（MD 5.04[3.20, 6.88]）（C10）。

（2）长谷川痴呆量表（HDS）

只有一项研究的结局指标报道了 HDS（C5），但该项研究的中药 + 针刺组与尼莫地平组在 HDS 的基线明显不均衡，尼莫地平组的 HDS 基线分数明显高于中药 + 针刺组，所以，导致治疗后尼莫地平组的分数仍高于中药 + 针刺组。然而，从治疗前后的分数增幅来看，两组间更趋向于没有显著性差异。

（3）日常生活能力量表（ADL）

有 2 项研究使用了 ADL 量表作为结局报告指标（C5，C8）。但是，与 MMSE 的情况类似，其中一项研究（C5）仍然存在着两组间 ADL 基线水平不均衡的情况，尼莫地平组的 ADL 基线分数明显低于中药 + 针刺组，因此没有对这 2 项研究进行合并。仅对另一项研究进行了单独分析（C8），结果提示补肾益气活血汤联合针刺疗法在改善 ADL（低分优效型）方面，优于吡拉西坦 + 吡硫醇（SMD –0.21[–2.08, 1.66]）。

一项疗程为 12 周（n=56）的研究提示益智健脑颗粒联合针刺和灸法在改善 ADL（低分优效型）分数方面与盐酸多奈哌齐比较没有显著性差异（SMD –0.23[–0.76, 0.30]）（C10）。

（二）中西医结合疗法:（中药 + 针刺 + 西药）vs 西药

一项样本量为 40 例的 RCT 研究观察了醒痴方联合针刺及吡拉西坦 + 都可喜与单独的吡拉西坦 + 都可喜之间治疗后 MMSE 的差别，治疗 8 周后两组间并没有出现统计学显著性差异（MD 3.12[–0.22, 6.46]）（C1）。

（三）（中医食疗 + 灸法）vs 西药

一项纳入了 196 例 AD 患者的研究观察了艾灸百会穴配合八仙益智粥对 AD 的临床疗效（C8）。研究者让患者每日艾灸百会穴，同时每日服用 3 次八仙益智粥（主方：何首乌、百合、薏苡仁、决明子、黄芪、人参、女贞子、丹参；配方：核桃仁、松仁、西瓜仁、黑芝麻、黄豆、黑豆、玉米、栗子粉）。结果发现治疗8周后治疗组能更好地改善认知功能（MMSE：MD1.83[1.18，2.48]）和行为能力（BBS：MD−2.67[−3.02，−2.32]）。

（四）（中药＋穴位埋线）vs 西药

赵先彬等将穴位埋线联合自拟的补肾益髓汤治疗 AD 患者，比较其与多奈哌齐之间的疗效（C12）。研究共纳入了 60 名 AD 患者，治疗 40 天后发现两组间 MMSE 积分相比无统计学差异，因此尚不能证实其疗效优于多奈哌齐（MD −2.07[−5.06，0.92]）。该研究没有对不良事件进行报道。

（五）（中药＋灸法＋西药）vs 西药

一项研究探讨了醒神返聪汤与艾灸足三里联合盐酸多奈哌齐治疗 AD 的临床疗效（C3）。研究共纳入了 86 名 AD 患者，治疗 28 天后的结果显示：治疗组的 MMSE 得分优于单纯口服多奈哌齐的对照组（MD 1.06[0.15，1.97]）。

（六）（中药＋太极＋西药）vs 西药

李日臻等对 62 例 AD 患者进行了随机对照试验，其中对照组采用常规方法治疗，包括吡拉西坦、尼莫地平口服，以及记忆思维训练、生活自理能力训练等常规康复训练，而治疗组则在此基础上，加服脑灵汤，同时行 24 式杨氏简化太极拳进行锻炼（C2）。3 个月后结果提示治疗组在 MMSE（MD 3.93[0.29，7.57]）、HAMA[1]（MD −1.82[−3.00，−0.64]）的改善情况均明显好于对照组。但是在 ADL（低分优效型）则没有显示出显著性差异（MD −3.40[−7.07，0.27]）。

四、中医综合疗法的安全性评价

在纳入的 12 项有关中医综合疗法的研究中，仅有一项研究对不良事件的发生进行了报道（C1）。在这项关于中药联合针刺的研究中，对照组有 1 例患者出现了头晕、恶心症状，经对症处理后患者症状消失。

五、总结

(一)中医综合疗法治疗阿尔茨海默病的临床启示

本书第二章提到的推荐中药方剂均没有出现在本章纳入的 RCTs 中,但是本章中常用的一些中药,例如:石菖蒲、川芎、黄芪、熟地黄、远志等,却作为典型的治疗 AD 的中药出现在第二章中。同样的,在第二章中提到的一些常用穴位,例如:百会、四神聪、太溪、足三里等也均在中医综合疗法中出现。有一项研究提到了中医食疗。研究中所使用的八仙益智粥包括了核桃仁、黑芝麻、黑豆,这些成分在第二章的饮食疗法中提到,而且该药粥中的许多药味也常常应用于治疗 AD 的中药处方中。

(二)中医综合疗法治疗阿尔茨海默病的临床证据总结

最常见的治疗 AD 的中医综合疗法为中药结合针刺/针灸疗法。有 1 项研究涉及了中医食疗,当中提到的药粥的成分与治疗 AD 的中药方剂所用药味类似。仅有 2 项研究所使用的中药方剂相同,均用到了益智健脑颗粒,但是该 2 项研究在其他中医干预措施的组合不尽相同,故而没能进行 meta 分析的合并。中医综合疗法中常用的的中药药味与第五章中的中药药味相似。益智健脑颗粒作为常用的治疗 AD 的中成药,出现在了第五章中。同样的,中医综合疗法中的常用穴位也与第七章中常用的穴位相似。这当中的一些中药及穴位同样在第二章予以提及。因此,AD 中医综合疗法中出现的中药或穴位与之前章节中提到的药味及穴位有极大的相似性。

在疗法评价方面,中药结合针刺疗法在改善 MMSE 和 ADL 分数方面,显示了不亚于西药的作用。中药结合针灸、中医食疗结合灸法也得出了类似的结论。

有 3 项 RCTs 研究了中医综合疗法联合西药与单纯使用西药治疗 AD 的疗效差异(C1~C3)。这 3 项研究所使用的中医疗法组合各不相同,但其合并后的分析结果显示:与单纯使用西药相比,中医综合疗法联合西药更能好地提高 MMSE 分数。

值得注意的是,纳入中医综合疗法 meta 分析的这些研究样本量均偏小,且中医疗法的组合不尽相同，对照的西药也有差别，这让一些研究没能进行 meta 分析的数据合并，因此，造成了对评估中医综合疗法是否有效或者中医综合疗法是否存在疗效叠加效应的困难。由于纳入研究未使用盲法，且例数较少，缺乏安全性数据的报告，临床医生使用该证据进行临床决策时尚需谨慎。

参 考 文 献

1. Hamilton M. The assessment of anxiety states by rating. Br J Med Psychol, 1959, 32: 50-55.

第十章　中医治疗阿尔茨海默病的整体证据总结

导语：本章对中医药治疗阿尔茨海默病的古代和现代的整体证据进行了总结、分析，对古代及现代中医药治疗阿尔茨海默病的辨证分型、中药方剂和针灸穴位应用的传承一致性进行了讨论，并对中医药疗法治疗阿尔茨海默病的临床管理给出了建议。同时，由于目前现有证据仍具有一定的局限性，所以本章对于未来中医药治疗阿尔茨海默病的临床和实验研究发展方向进行了进一步地讨论。

中医药疗法是阿尔茨海默病（AD）预防和管理过程中的重要组成部分。在临床上，中医药疗法常常联合常规西药一起应用。目前 AD 治疗和管理的目的是最大化地减缓 AD 患者认知功能下降的速度、改善精神行为异常症状、提高患者和照料者的生活质量。胆碱酯酶抑制剂和美金刚是目前治疗 AD 的一线用药，但是它们的疗效有限，并不能治愈 AD。因此，包括中医药疗法在内的补充和替代疗法也被越来越多地应用于当今的 AD 临床实践中，发挥着积极的作用。

本书旨在收集整体证据来确定目前中医药在 AD 疾病治疗和管理中的作用和状态。我们对临床诊治指南、教科书中有关 AD 的主要辨证分型和中医药治疗措施（包括中药、针灸及相关疗法、中医运动疗法、中医食疗和生活方式等）进行了总结（见第二章）；对中医古籍在治疗痴呆和记忆障碍方面常用的方药和针灸穴位等进行了统计分析（见第三章）；而众多现代中药临床研究已在中国和世界其他国家实施，这些临床研究也显示了可喜的成果（见第五章）；在这些有关中药的临床随机对照试验（RCT）中，最常用的中药药味的基础研究也在一定程度上阐明了其治疗 AD 的药理学机制（详见第六章）；运用针灸和相关疗法治疗 AD 的临床研究相对较少，但目前可获得的证据已提示了应用该疗法能够让 AD 患者在一定程度上获益（见第七章）。仅有极少数的临床研究运用了中医其他疗法（例如中医运动疗法、按摩等）治疗 AD，其临床疗法还需进一步验证（见第八章）。另有一些中医综合疗法治疗 AD 的临床证据（主要是中药联合针灸疗法）也显示了阳性结果（见第九章），并且在中医综合疗法中常用的中药和穴位与第五章和第七章中常用的中药和穴位保持了良好的一致性。

一、辨证分型

《中国痴呆诊疗指南》将痴呆分为 7 个中医证型，每个证型均有一个对应的推荐方剂（见第二章）。中医古籍对于痴呆的辨证分型不是那么明确，但古籍中多次提到了肾虚、脾虚、心神不足、髓海不足等病因与痴呆的发病密切相关，同时提出"痰蒙心窍"也是痴呆发病的重要因素。

我们对最后纳入的 137 个现代中药临床研究进行了总结，结果提示只有约 30% 的研究中提及了中医辨证分型（见第五章）。其中一些研究是根据不同的证型而拟定不同的方剂作为干预措施，还有一些研究则是根据某一中医证型来纳入研究对象。在这些现代中药的临床研究中，最常见的中医证型为：髓海不足、气滞血瘀、痰浊蒙窍、肾虚/肾精亏虚、脾肾两虚、肝肾亏虚。

在与第二章中提到的中医辨证分型比较后，我们可以看出：《中国痴呆诊疗指南》中提到的"髓海不足""痰浊蒙窍""脾肾两虚"在现代中医临床研究中也是常见的证型，而相对而言，"气血亏虚"则在现代中医临床研究中相对少见。AD 的病位在脑，与心、肝、脾、肾功能失调相关，所以中医证型多以一个或一个以上的脏腑功能失调来命名（例如："脾肾两虚"）。"瘀阻脑络"并没有作为一个单独的证型频繁地出现在中医现代临床研究中，但"瘀"的概念和"虚"一样，一直贯穿于 AD 发病的始终，蕴含在这些临床研究的中医证型当中。纳入的 137 个临床研究中，只有一个临床研究提到中医证型为"心肝火旺"，另外有 2 个临床研究提到中医证型为"心肝火盛"，因此这个证型是相对少见的。另外，我们此次纳入的临床研究中均没有提及有关"毒损脑络"的证型。

在 30 个针灸及相关疗法的临床研究中，仅有 2 个研究提及了中医辨证分型（见第七章），分别为肾虚和肾虚血瘀。而在中医其他疗法（第八章）和中医综合疗法（第九章）中的临床研究均没有在研究对象的纳入和干预措施的实施方面提及中医辨证分型。

由于只有小部分的临床研究提及了中医辨证分型，因此，很难下结论说有辨证分型的临床研究更能提高临床疗效。并且，还有少数临床研究的中医干预措施是根据辨证分型而施以不同的中药处方，而这些研究在报告结果时，往往没有分别报道不同中医证型组各自的结果，因此也造成了进一步分析的困难。

二、中药疗法的整体证据

这部分总结的证据来自于第二、三、五章。中草药是中医治疗 AD 的最重要的组成部分。医生根据患者的辨证分型拟定中药处方，并随每个患者的症状、体征的不同而附以药味加减，极富中医特色。

在中医悠久的历史长河中，产生了众多的治疗痴呆和记忆力下降的中药方剂。虽然我们不能确定古籍条文中描述的症状就是特指 AD 患者（见第三章），但古籍条文中所记录的方药仍与现代中医治疗 AD 的方药有着极强的相似性。例如：在古籍中出现频率最高的中药（如：远志、人参、茯苓、地黄、石菖蒲）在现代中药临床研究中也是极为常用的中药。当然，现代中医在治疗 AD 的方剂和中药中也蕴含着一些发展和改变。例如：淫羊藿、何首乌、丹参在现代 RCT 研究中的使用频率（表 5-2）明显高于它们在古籍中出现的次数（表 3-4）。

本书的第五章主要对中药治疗 AD 的疗效证据进行了总结。在这一章节中，我们可以看到，很少临床试验采用中药对比安慰剂来评估中药的绝对疗效。这一现象可能与研究者出于伦理考虑，不愿意使用安慰剂作为对照有关。绝大多数中药临床研究设计为中药 vs 西药，或者（中药 + 西药）vs 西药。而在结局指标的选择上，大部分研究也没有体现多样化的特点，而是集中在几个常用量表的报道（例如 MMSE、HDS、ADL），特别以 MMSE 量表最为明显。从中药治疗 AD 的 meta 分析结果可看出：中药连续 6 个月治疗轻 - 中度 AD 患者，与多奈哌齐相比较没有显著性差异（表 5-6），但如果中药联合多奈哌齐连续治疗 6 个月，其 MMSE 的改善程度明显较单独使用多奈哌齐好（表 5-8）。相似的结果同样出现在 ADL 这个指标上。同时，中药治疗 AD 发生的不良反应少，且无严重不良反应出现。

这些结果表明，中药和常规西药的疗效相当，中药联合西药的中西医结合疗法优于单独使用中药或西药。然而，在这些 meta 分析中，很多时候研究间的异质性偏高，各个 meta 分析结果有时候存在相当大的差异。虽然这些差异可能部分来自于不同中药方剂的使用，但这仍不能完全解释异质性来源。因为大部分研究中使用的中药方名尽管各不相同，但是很多方剂中使用了相同的中药成分，所以还存在其他因素影响的临床研究间的高异质性和对结果的解释，例如：对临床试验设计和方法学描述欠缺、大多数研究中缺乏盲法设计、关于不良事件等安全性数据的报告不足等，这些因素均降低了对研究结果准确性的信心，也影响了所得出的证据在 GRADE 中的评级，导致这些证据质量级别普遍偏低，例如，对于 MMSE 这个疗效评价指标而言，中药与非阳性对照相比的证据 GRADE 评级为"中等"，中药与多奈哌齐相比的证据 GRADE 评级为"低等"，（中药 + 多奈哌齐）与单独使用多奈哌齐相比，证据 GRADE 评级为"低等"（第五章，表 5-20~ 表 5-22）。

三、常用方药的证据总结

为了更好地了解中药方剂治疗 AD 的整体证据，除了进行系统评价之外，我们还把中医指南和教科书中提到的中药方剂（第二章）、古籍中常用的方剂（第三章）、现代临床研究（第五章、第九章）中最常用中药方剂进行了一个从古至今的梳理，旨在为读者呈现一个治疗痴呆的中医方剂使用概貌（表 10-1）。

表 10-1　常用方药的证据总结

方剂名称	临床实践指南/教科书推荐	古籍引用(条文数)	临床研究证据(第五章)			临床研究证据(第九章)
			RCTs(研究数量)	CCTs(研究数量)	NCS(研究数量)	
补肾方	否	0	2	1	0	0
补肾益智颗粒	否	0	2	0	0	0
当归芍药散	否	0	2	0	0	1
复方海蛇胶囊	否	0	4	0	0	0
复智散	否	0	2	0	0	0
归脾汤	是	118	1	0	0	0
还少丹	是	1	1	0	0	0
黄连解毒汤	是	0	2	0	0	0
七福饮	是	2	2	0	0	0
升黄益智颗粒	否	0	2	0	0	0
天麻钩藤饮	是	0	0	0	0	0
调心方	否	0	2	1	0	0
通窍活血汤	是	0	3	0	1	0
洗心汤	是	1	2	0	0	0
抑肝散	否	0	3	0	1	0
益智健脑颗粒	否	0	6	1	0	2
藏药七十味珍珠丸	否	0	2	0	0	0
知柏地黄汤/丸	否	0	2	0	0	0
左归丸	否	0	2	0	0	0

注:RCTs:随机对照试验;CCTs:非随机对照试验;NCS:无对照研究

　　本书第二章中共提到 7 个辨证分型,对应着 7 个中药代表方,其中有 4 个中药方(归脾汤、还少丹、七福饮、洗心汤)均出现在了古籍条文中(见第三章)。归脾汤是出现古籍条文数最多的方剂,而另外 3 个方剂则出现的频率较低。在这 7 个中药代表方中，除天麻钩藤饮之外，其他 6 个中药方均出现在了至少一项 RCT 中。其中 3 项临床研究使用了通窍活血汤，七福饮、黄连解毒汤和洗心汤均出现在了 2 项 RCTs 中。

从第五章我们可以看出：共有 17 个不同的中药方剂 / 中成药出现在 2 项或 2 项以上的 RCTs 中。而在这些中药方剂中，有 4 个出现在第二章，2 个出现在第三章。临床研究中出现最多的药物是益智健脑颗粒（6 项 RCTs、1 项 CCT、2 项中医综合疗法研究）。结果提示益智健脑颗粒与多奈哌齐在改善 MMSE 得分方面疗效相当（GRADE 评级：极低）（第五章，表 5-26）。出现频率第二名的是复方海蛇胶囊（4 项 RCTs），结果提示复方海蛇胶囊在改善 ADAS-Cog 分数方面与多奈哌齐疗效相当（GRADE 评级：低级），但在 MMSE 和 ADL 量表中，复方海蛇胶囊的疗效不及多奈哌齐（GRADE 评级：低级）。复方海蛇胶囊联合多奈哌齐在改善 MMSE（GRADE 评级：低级）、ADAS-Cog（GRADE 评级：低级）和 ADL（GRADE 评级：极低）量表方面，均好于单用多奈哌齐。这些结果均基于多个 RCTs 得出的（第五章，表 5-25、表 5-27）。由于这两个药均是现代研制的中成药，故而没有出现在第二章和第三章。

除了中药复方之外，3 味中药也作为单独的干预措施参与了多项 RCTs。人参出现在了 3 项 RCTs 中（其中 2 项研究使用白参，1 项研究使用红参）。本书第二章中已经介绍了人参作为一个单方单药可以运用于痴呆的治疗，而且人参作为一个治疗痴呆的常用中药在中医古籍中同样得到了广泛地运用，因此人参作为一个古今治疗痴呆的常用药物，其药用价值仍需我们进一步探讨和研究。姜黄也是近年来研究治疗 AD 的热门中药之一。此次姜黄出现在了 2 项纳入的 RCTs 中，但是姜黄在古籍中的使用频次较低（$n=9$），且第二章的中药方剂中也没有提及姜黄。蛹虫草 [Cordyceps militaris（Lex.Fr）Link（L.）Fr.] 出现在了 2 项 RCTs 中，但它们没有最后纳入 meta 分析，而且蛹虫草也没有出现在其他章节的中药方中。

由此可知，现代的中医临床研究没有局限在指南中的几个特定处方当中。研究者们试图寻找一些新的治疗痴呆的药物和方法。虽然在众多临床研究中的方名各不相同（自拟方较多），但许多方剂在主要药味上却具有一定的规律和一致性。

四、针灸疗法的整体证据

有关针灸及相关疗法治疗 AD 的证据总结来自于本书的第二、三、七、九章（表 10-2）。针灸是我国传统医学特有的治疗形式。体针、头针、耳针、灸法等在治疗 AD 及其他痴呆中都有着一定的作用（见第二章）。其中中医古籍中记载了一些针刺和灸法在治疗痴呆和记忆障碍方面的经验，而一些现代的针法（如电针等）则是近年来兴起的针刺方法。

本书共纳入 16 项 RCTs、14 项 NCS 来评价传统针刺 / 针灸治疗 AD 的疗效（第七章）。没有单独使用灸法作为干预措施的研究被纳入。在中医综合疗法中，有 3 项研究为灸法联合其他中医疗法作为干预措施（第九章）。另外，头针出现在 2 项 RCTs 中。因此，大部分临床研究证据仍来自于传统针刺。没有头针相关的 CCT 被纳入最后的分析。

表 10-2　常用针灸疗法的证据总结

干预措施	临床实践指南 / 教科书推荐（第二章）	古籍引用（第三章）（条文数）*	临床研究证据（第七章）			临床研究证据（第九章）*
			RCTs（研究数量）*	CCTs（研究数量）*	NCS*（研究数量）	
体针	是	97	14	0	13	8
耳针	是	0	1	0	0	0
头针	是	0	2	0	0	0
灸法	是	91	1	0	1	3

注：* 由于一些研究使用超过 1 种干预措施，例如：针刺 + 灸法，因此我们在表格中进行了拆分及单独统计。RCTs：随机对照试验；CCTs：非随机对照试验；NCS：无对照研究

在纳入的针灸和相关疗法的 RCTs 研究中，缺乏针灸 vs 安慰剂 / 假针灸的试验设计（第七章）。然而，有一个研究报道了针刺组在改善 MMSE 得分方面优于空白对照组。有 10 项研究比较了传统针刺（手法刺激 / 电针刺激）与西药在改善 AD 方面的疗效。meta 分析提示其中 8 项研究没有发现传统针刺疗法优于西药治疗，同样的，亚组分析也提示传统针刺疗法与多奈哌齐相比没

有优势（2 项研究）（表 7-3）。以 ADL 作为结局指标的 meta 分析也显示了类似的结果（5 项研究）（表 7-5）。

共有 5 项有关 AD 的 RCTs 探讨了传统针刺的中西医结合疗法（针刺 + 西药）与单独的西药之间的疗效。但这 3 项研究的数据并不适宜 meta 分析的合并。但是在头针的临床研究中，有 2 项研究分别观察了头针联合多奈哌齐与单独使用多奈哌齐之间治疗 AD 的疗效，结果显示治疗 12 周后，头针联合多奈哌齐组较单独服用多奈哌齐组在改善 MMSE 和 ADL 分数方面更有优势，两组比较有显著性差异（表 7-9）。

与中药的临床研究情况类似，针灸疗法的相关 RCTs 同样存在着对临床试验设计和方法学细节描述欠缺、盲法的确失、安全性数据报告不足等问题，因此针灸疗法有关证据质量的 GRADE 评级也偏低。其中，传统针刺与多奈哌齐相比，在改善 MMSE 评分方面无显著性差异（GRADE 评级：极低）（第七章，表 7-7），头针联合多奈哌齐在改善 MMSE（GRADE 评级：极低）和 ADL 分数方面由于单用多奈哌齐（GRADE 评级：低等）（第七章，表 7-11）。

五、常用针灸疗法的证据总结

为了更好地了解针灸穴位治疗 AD 的整体证据，我们把指南和教科书中提到的穴位（第二章）、第三章、第七章、第九章中最常用穴位进行了一个从古至今的梳理，旨在为读者呈现一个治疗痴呆的针灸穴位使用概貌（表 10-3）。

百会穴位于头顶正中线与两耳尖连线的交叉处，穴居巅顶，联系脑部，是调节大脑功能的要穴。百会穴在第二章中即为推荐治疗 AD 的主穴之一，同时它也是在第三章（中医古籍）、第七章（针灸及相关疗法）和第九章（中医综合疗法）中使用频率最高的穴位。四神聪也是治疗 AD 的重要穴位，虽然四神聪穴没有在中医古籍中出现，但它也是第七章（针灸及相关疗法）和第九章（中医综合疗法）中使用频率很高的穴位。从表 10-3 还可看出，足三里穴在治疗痴呆的古今沿袭中同样占有着重要的地位。

表 10-3 常用针灸疗法的证据总结

干预措施	临床实践指南/教科书推荐(第二章)	古籍引用(第三章)(条文数)	临床研究证据(第七章)			临床研究证据(第九章)
			RCTs(研究数量)	CCTs(研究数量)	NCS*(研究数量)	
针刺						
百会(GV20)	是	17	10	0	9	9
四神聪(EX-HN1)	是	0	6	0	5	6
太溪(KI3)	是	0	5	0	2	2
大钟(KI4)	是	17	1	0	0	0
悬钟(GB39)	是	2	1	0	0	0
足三里(ST36)	是	11	6	0	2	5
风府(GV16)	是	1	0	0	2	0
肾俞(BL23)	否	0	6	0	2	2
大椎(GV14)	否	0	5	0	4	1
神门(HT7)	否	53	4	0	5	5
内关(PC6)	否	2	4	0	3	4
血海(SP10)	否	0	3	0	1	1
风池(GB20)	否	0	3	0	2	2
印堂(EX-HN3)	否	0	3	0	3	0
灸法						
少海(HT3)	是	3	0	0	0	0
百会(GV20)	是	7	1	0	0	1
足三里(ST36)	是	4	0	0	0	1
关元(CV4)	否	2	0	0	1	1

注:*由于一些研究使用超过1种干预措施,例如:针刺+灸法,因此我们在表格中进行了拆分及单独统计。RCTs:随机对照试验;CCTs:非随机对照试验;NCS:无对照研究

大钟穴是中医临床指南所推荐的穴位(第二章),同时在中医古籍中的出现频率也较高,但它仅仅在一个纳入的针灸 RCT 中出现。风府穴也是指南推荐的穴位(第二章),但它在古籍及现代临床研究中均很少出现。相反地,神门穴虽然没有出现在第二章,但它在古籍中有较多的引用(第三章),且在临床研究中也有较多的应用。肾俞和大椎没有出现在第二章和第三章,但它们也较多地出现在了现代临床研究中。

第二章中提到了有 3 个穴位(少海、百会、足三里)可以使用灸法。灸关元穴在临床上运用较多,故而我们增加了对关元穴的分析。上述 4 个穴位均有治疗痴呆及记忆障碍的古籍证据。不管是单独灸法还是针刺 + 灸法,百会穴都是应用最频繁的穴位。除少海穴外,其他三个穴位均应用在了现代临床研究中,并且有一项 RCT 研究的干预措施含有独灸百会的疗法。

第二章提到了头针的主穴包括双侧言语区、晕听区,而 2 个 RCTs 中采用的顶颞前斜线(MS6)和颞后线(MS11)均包含在这些区域里面。在第二章推荐的耳穴里,只有神门出现在一个 RCT 当中。

总之,在穴位的选择上,只有部分的穴位在指南推荐、古籍和现代临床研究中的一些常用穴位保持了一致。一些穴位(例如:百会、四神聪、足三里)获得了较多的研究关注和临床应用,但另一些指南推荐的穴位却在临床运用中较少出现。灸法的吻合度较针刺稍好,但这一结论是基于较少的穴位和较少的临床研究得出的。头针和耳针的临床研究极少,故而难以对此做出结论。

六、其他中医疗法的整体证据

这部分总结的证据来自于第二、三、八章。指南推荐推拿、按摩能对 AD 患者起到辅助性的治疗作用,但是在中医古籍中很少提到具体的推拿按摩穴位和方法。在现代临床研究中,没有运用推拿 / 按摩疗法治疗 AD 的对照研究,因此我们没能实施进一步的 meta 分析。只有一项非对照研究报告了推拿按摩对 AD 患者的疗效(第八章)。

七、其他中医疗法的证据总结

在第二章中推荐的众多其他中医疗法都没有出现在古籍检索当中。只有太极出现在了一个 AD 的 RCT 中（表 10-4）。在这个研究中，研究者报道了太极＋西药能够短期改善 AD 患者的精神行为症状（12 周内）（第八章）。另一个以太极＋中药＋西药作为治疗组的 RCT 结果则提示：治疗 3 个月后，治疗组的认知功能、行为能力和焦虑程度的改善情况均明显好于单纯西药组。

表 10-4　其他中医疗法的证据总结

干预措施	临床实践指南/教科书推荐（第二章）	古籍引用（第三章）	临床研究证据（第八章）			临床研究证据（第九章）
			RCTs（研究数量）	CCTs（研究数量）	非对照研究（研究数量）	
推拿/按摩	是	是	0	0	1	0
太极	是	否	1	0	0	1
食疗	是	是	0	0	0	1

注：RCTs：随机对照试验；CCTs：非随机对照试验；NCS：无对照研究

本书第二章介绍了一些益智的食物（例如：核桃仁、花生、龙眼肉、莲子、怀山药、黑米、黑豆、芝麻、桑椹、大麦、糯米）可能对痴呆患者有一定的帮助。由于中医讲究"药食同源"，因此一些益智食物（例如：龙眼肉、怀山药）也出现在古籍中治疗痴呆和记忆障碍的高频用药里（第三章）。只有一个 RCT 研究评估了中医食疗的作用，即用独灸百会穴配合八仙益智粥治疗 AD（第九章），因此，我们暂不能得出有关中医食疗疗效的相关结论。

八、证据的局限性

尽管我们已尽了最大的努力去广泛收集能够获得的有关 AD 中医治疗的相关证据，但是仍有可能在研究过程中出现数据的遗漏和缺失。

在第二章，我们主要参考和总结了目前有关痴呆的最新的中医指南、权威的教科书以及专业书籍等，旨在对目前中医治疗 AD 的临床实践进行概述。

第三章的中医古籍分析数据主要来自于第 5 版《中华医典》中所包含的大量的中医古籍文献。我们评估的目的是使用目前能够获得的最大的中医古籍数字化资源来进行分析，但这并不包括所有古代和近代印刷的中医书籍，因此研究有所遗漏在所难免。在进行古籍检索时，我们尽力将大量的可能相关的检索词放入其中，但仍不能保证所有相关的古籍条文均被我们纳入。同时，由于这些古籍条文是由众多医家在悠久的历史长河中所著，当中必有语法和语义的变化，而且在书稿刊印和抄写过程中难免存在错误，因此也可能有些条文的本意被曲解和（或）误译的情况。

此外，大部分古籍分析的结果经过合并之后，医家和研究者们可能很难了解到其中的细节，因此，我们建议读者如果对某些细节感兴趣，可以直接找到相应的原文来看。另外，如前所述，由于中国古代没有 AD 这一诊断，故而我们在判断条文是否为"可能为 AD"或"很可能为 AD"的方法是根据条文中所描述的症状或体征来判断的。这一方法必然不能非常明确地肯定某一条文是否为 AD，而是做出一个粗略的推断以利于进一步分析和比较。继而，根据这一方法所统计出来的治疗措施（例如中药、穴位等）对于治疗 AD 的精准性上也有一定的欠缺。这些研究结果均需要结合医生的临床实践和进一步的科学研究来验证。

在现代临床研究方面，由于研究证据来自于多个数据库检索到的海量文章，一些文章在筛选过程中极有可能被遗漏或误分类。而且，为了聚焦在 AD 这一病种上，我们在制定纳入／排除标准过程中对 AD 的诊断做出了严格的规定。如果纳入研究对 AD 的诊断标准不明确或仅提及为老年性痴呆，不能排除包含其他疾病引起的痴呆，我们均予以排除。这也可能排除了一些事实上研究对象为 AD，而细节描述欠缺的研究。在分析和评价临床证据过程中，我们纳入了包含所需结局指标的临床研究。这些研究中有少数研究的结局指标存在缺失数据或者错误数据，尽管我们尽力联系了作者，但是由于某些文章发表已年代久远、原始数据获取困难、联系不上作者等原因，使得我们很难得到完整的数据，只能将这部分研究排除。

meta 分析是对多个临床研究结果进行合并的定量分析。由于每个单独的临床研究各不相同(例如:纳入患者的年龄、病情严重程度、数据收集过程等),因此,通过 meta 分析进行合并后的效应量很容易出现统计学异质性高的问题。针对这一情况,我们对数据进行了亚组分析(包括疗程、基线时病情严重程度、对照措施等)。在某些情况下,亚组分析的确能降低异质性,但有的情况下,亚组分析仍不能降低异质性。应该注意的是,本书在所有 meta 分析过程中采用了随机效应模型,这一模型能提供更为保守的效应量估计,一定程度上减轻异质性的影响。

我们所纳入的中文文章中,普遍存在着试验设计和实施过程中方法学细节描述不足的问题。研究者很少使用盲法,不重视对患者的脱落和不良事件的报道。极少的研究能够提供所研究的中药质量控制数据和制药工艺方面的信息。这些因素均影响了结果的准确性和可信度,导致证据质量的降低。另外,我们发现很少研究关注重度 AD 的患者,且大部分研究的疗程相对较短,只有极少数研究的疗程大于等于 6 个月,绝大部分研究缺乏长期随访,因此,中医干预措施对于 AD 的长期疗效仍缺乏足够可靠的临床证据。

我们通过频数分析来总结中医临床研究中最常用的干预措施,包括中药方剂、单味中药、针灸穴位等。由于数据量极大,而且我们也不可能呈现每个研究的细节,因此我们只对这些干预措施中最常用的方、药或穴位进行了呈现。一般情况下,我们没有对出现频率低的中医干预措施进行报道,但是这并不意味着最常用的方、药或穴位就是最有效的中医干预措施。

本书的 meta 分析均是基于治疗组与对照组在治疗后(EoT)的结局数据进行分析。当对照组为安慰剂或其他非阳性对照时,比较后的合并效应值将提供治疗组在这一结局指标的治疗效果改善幅度的估计。而如果 95% 可信区间有统计学显著性差异(未跨过无效线),说明这一结果由机遇造成的可能性很小。然而,这并不一定意味着治疗后差异大到足以具有临床重要性。当进行比较的两种干预措施均可能有疗效时,例如:中药 vs 西药,两组在治疗后即使没有统计学的显著性差异,也不能说两者之间的变化不存在临床意义。因为这可能是两种治疗措施的疗效相当造成的,也可能是由于测量尺度的不精确而检测不出它们之间的差异。当然,另一种情况就是,两种治疗措施之间确实没有明显的疗效差异。中西医结合疗法也是在中医临床研究中比较常见的干预措施设计方法［例如:（中药＋西药）vs 西药］。这种设计方法在没有使用安慰剂和没有实施盲法的情况下有一定的益处,而且结果往往提示两组存在统计学显著性差异,中西医结合组的疗效要好于单纯西药组,但这一差异是否具有临床意义,是否满足最小临床重要性差异（MCID）仍需进一步考虑。

九、临床指导意义

随着现代医学研究的发展,循证医学的地位已得到越来越多的重视,这意味着未来中医将有赖于利用临床研究来进一步验证古籍经验和现代临床实践的疗效。将研究证据结合古代医家以及专家经验,我们能够更好地了解怎样治疗 AD,以及中医能够在哪些方面、多大程度上改善 AD 患者的病情。事实上,现代中医临床实践在验证自身临床疗效的同时,也证实了古代的某些传统的治疗措施的疗效,进一步验证了中医药在 AD 患者疾病管理中的重要性。

本书第二章参考了 AD 的中医临床指南、教科书及专著,对 AD 的辨证论治以及中医治疗、预防管理等方面进行了总结。第三章对中医古籍中有关痴呆和记忆下降的有关条文进行了梳理,为当今的中医基础和临床研究提供了一些启示。临床试验证据部分（第五至九章）则对有关中医作为干预措施的RCTs 研究进行了系统评价,以期寻找最优的临床证据。需要注意的是,证据强度的高低与纳入研究的质量有关,例如:纳入的 RCTs 方法学设计是否严谨、样本量是否足够、纳入的研究对象是否具有代表性等。选择国际公认的阳性对照药同样重要。在 AD 的临床设计中,选择 ChEI（例如多奈哌齐）作为对照药的证据说服力会强于其他药物。在结局评价指标的选择上,MMSE 是纳入的临床研究中选择最多的结局指标。当然,MMSE 是最具有影响力的认知筛查工具,可用于 AD 疾病的筛查及痴呆严重程度的判断,但是,MMSE 量表也具有缺点[1]:①受教育程度的影响大,对轻度认知功能障碍的检出不敏感;②记忆力检查如命名检测过于简单;③受语言的影响大,使用方言者可能出现假阳性;④语言项目占绝大多数,非语言部分项目少。而 ADAS-cog 量表覆盖了 NINCDS-ADRDA 和 DSM- Ⅳ有关痴呆诊断标准要求检测的主要认知领域,是目前世界上应用最广泛的抗痴呆药物临床试验的疗效评价工具[1],因此,在检测中医药的临床疗效时,应更多地推荐 ADAS-cog 用于中医临床试验的效果评估。

基于多个 RCTs 的 meta 分析提示:单独服用中药或中药联合多奈哌齐均能够提高 AD 患者 MMSE 和 ADL 的分数。但是由于纳入分析的中药方名各异,方剂组成各不相同,只有小部分的研究进行了辨证分型,且在第二章中提到的 7 个中药方剂均没有很多高质量的 RCTs 进行进一步验证,所以,我们最后只是对这些证据进行了归纳、分析和评价。同时,我们对以评估认知功能为结局指标的 meta 分析所纳入的 RCTs 中常用中药频次进行了分析,总结了这些研究中中药药味的使用频数情况(表 5-29)。结果发现,石菖蒲、远志、熟地黄、何首乌、淫羊藿、川芎等药物在这些研究中的使用频率很高,而且这些药物在中药 RCTs 研究中同样是高频用药,这些现象表明可能这些高频用药对临床 AD 的遣方用药有一些启示。

尽管纳入的针灸临床研究数量远远小于中药临床研究,但是其临床指导的清晰度却好于中药部分。因为大部分在指南(第二章)中提到的穴位也在临床试验(第七章)中频繁用到,而且有些穴位在亚组分析中仍然显示了其改善认知功能的作用。例如:百会、四神聪、太溪、足三里就符合上述情况。另一些穴位(例如:肾俞、大椎、神门)虽然没有出现在第二章,但是它们却在临床研究中应用较多,且在 meta 分析中也显示出较好的疗效。因此,这些文献中出现的治疗 AD 的常用穴位可能对针灸医师的临床选穴起到一定的参考作用。

在临床实践中,多种治疗方法联合也是常见的治疗方法之一。中西医结合(例如:中药 + 西药)往往能取得更好的临床疗效。我们对中西医结合疗法下以评估认知功能为结局指标的 meta 分析纳入的研究进行了分析,总结了这些研究中中药药味的使用频数情况(表 5-30),发现使用频率高的中药类似于表 5-29。由于针灸 + 西药的临床研究过少,故不能得出结论。中医综合疗法中,以中药 + 针灸组合的临床研究最多(第九章)。而此类 RCTs 研究的中药和穴位使用频率的统计(表 9-3)同样显示高频使用的中药 / 穴位类似它们在

表 5-29 及表 7-8 中的表现。这些现象提醒我们，无论中药或针灸单独使用或者联合运用治疗 AD，其常用的药味或穴位选择均具有一致性。

正如在"证据的局限性"中提到的，大部分纳入的研究对不良事件的报道力度不够。但是总体来说，AD 临床研究中用到的高频中药也是一些常用的中药，药性相对平和，如果按照药典推荐的常规用量使用的话，其发生不良事件的几率还是比较低的。同样的，AD 临床研究中用到的高频穴位也是一些常用的穴位点，如果针刺 / 艾灸的位置、深度以及手法得当，其发生不良事件的机会也是低的 [2, 3]。相对不太清楚的是 AD 患者在使用中药 + 西药后是否会产生不良反应 [4]，有关这方面的信息不多，所以临床医师在使用中药 + 西药时需要多一些谨慎的考虑 [5, 6]。

十、研究指导意义

越来越多的临床试验对中医疗法进行评估，这一趋势符合循证医学的需求，也符合用科学技术来验证医疗效果的要求。中药、针灸及中医其他疗法治疗 AD 的一些阳性结果可能预示着中医药治疗 AD 的潜力，但仍需要更多的疗程长、研究设计严谨、疗效和安全性数据报告完整及伴有随访数据的大型、高质量临床研究来进一步验证。未来的中医临床研究在实施前应进行注册、提供详细的研究方案（最好公开发表），有专人来管理招募患者过程、规范的随机分配和分配隐藏。结局指标的评价和统计结果的分析均需要独立的第三方人员进行。在安全性研究方面，需要有一个专门的管理委员会对不良事件发生的事件、处理和研究对象的脱落原因进行监控和管理 [7]。

AD 未来的中医临床研究在对照组的干预措施上应该更多地选用安慰剂对照或国际公认的阳性对照药物，这样才能更好地评价中医干预措施的临床疗效及利于成果的推广。中医临床研究的另一个难点在于盲法实施的困难。例如：我们很难设计一款与中药汤剂外观、口味等一样的安慰剂或者药物。"双盲双模拟"被应用于一些中药与西药对比的临床试验当中。"双模拟"即是在治疗组和对照组各设置一款相应的模拟剂（安慰剂）以达到盲法的目的。如果是治疗措施是中西医结合疗法，其盲法设计则相对简单，即（中药 + 西药安慰剂）vs（中药安慰剂 + 西药）。如果中药的剂型是丸剂或胶囊时，安慰剂的设计相对简单，可以让药厂或制剂单位生产出与治疗中药外观相似、以淀粉为主要成分的安慰剂。但是当中药的剂型是汤剂时，设计出与中药汤剂的口味、颜色等相似的安慰剂还难度较大 [8]。对于针灸和其他中医手法治疗来说，盲法的实施同样存在困难，不过，使用假的针灸装置或假的针灸手法等也使针灸临床试验的盲法实施变得越来越可行起来了 [9, 10]。

绝大多数的纳入研究对于临床试验的设计和实施的描述过于简单。另外，极少数临床研究能够对中药干预措施中的药物组分的质量控制、中药的制备和生产过程中的质量控制等进行描述 [11, 12]。

只有少数临床研究报告了纳入的研究对象是否进行了辨证分型，并且，能够提供辨证分型具体标准的研究更少。因此，进一步对 AD 的中医证型进行研究也具有很好的临床意义 [13]。

由于中医学作为一门临床医学，是长期医疗实践的产物，具有经验医学属性。中医学强调实践性和个性化诊疗，因此除了 RCT 的研究设计，AD 的中医药研究还需要有一些更联系实际的比较疗效研究 [14, 15]。这些研究设计可以基于辨证分型给予患者个体化的治疗，或者给予中西医结合疗法及其他中医药治疗 AD 的管理策略或手段，最后对中医在 AD 中的治疗效果做出一个客观而真实的评价。另外，我们还需要进行长期的随访以评估中医疗法是如何影响 AD 的整个疾病进程，哪些特定的中医干预措施能够让 AD 患者受益。在结局指标的设计方面，除了使用有关认知和日常生活能力等方面的量表，我们还应该引入影像学和生物标志物方面的指标作为 AD 中医临床试验的结局指标。只有这样，才能更好地检测到治疗前后的细微变化以及阐述中医治疗 AD 的具体机制。

总的来说，很多发表的临床试验文章报告过于简单，且没有按照 CONSORT 声明的要求报告所有的条目 [16]。草药 [17]、中医 [18] 和针灸 [19, 20] 相关的临床研究均存在上述情况。一个可信的、信息量丰富的临床试验报告，应该对试验方法和实施细节进行充分的报告，同时还应该报告全部的试验结果及安全性数据。否则，即使这个研究得以发表，也很难对学术界造成大的影响和促进该领域的学科进步 [7, 21]。在中国，只有极少数的医学期刊在"投稿须知"中要求发表的临床试验必须遵循 CONSORT 声明进行报告[22-26]。而一旦某一医学期刊在"投稿须知"中提出该项要求之后,发表在该期刊中的临床试验报告遵循 CONSORT 申明的比例要高得多[24, 27-29]。因此,进一步推广 CONSORT 声明在中国医学期刊界中的应用,对于提高中国的临床研究质量有着非常重要的意义。

　　既往一项针对在中国发表的中医 RCT 研究总体报告质量调查显示:只有 7.3%~12% 的中医临床研究详细地报告了具体的随机分配方法[30, 31]。这一现象同样存在于在中国医学期刊发表的西医研究,且两者之间并没有显著性差异[30]。值得注意的是,随机分配方法描述不足和随机真实性的问题并不是中医所独有,也不是中国所独有,而是一个全世界临床研究均应重视的问题[26, 32]。尽管近年来这个问题已经有所改善,但是仍需要我们临床研究者和医学期刊工作者共同努力,从而提高中医药临床研究的方法学质量和报告标准[8, 33]。

　　最后,我们注意到,在中医古籍(第三章)中的常用中药与现代临床研究(第五章和第九章)中的高频中药有着很好的一致性,说明治疗痴呆的中药在古今的延续性上非常好。第六章我们对 RCT 中最常用的 10 味中药的临床前研究进行了总结,通过对这些与 AD 病理机制相关的中药活性成分进行阐述,从而进一步探寻中药治疗 AD 的药理学机制。未来的研究,我们应该继续深入地对这些有潜力的中药及其中药化合物进行研究,包括各种方药的组合和新药开发,期望中医药能在 AD 的预防和减缓 AD 进程方面做出更大的贡献。

参 考 文 献

1. 赵斌,蔡志友. 阿尔茨海默病. 北京:科学出版社,2015.

2. Witt CM, Pach D, Brinkhaus B, et al. Safety of acupuncture:results of a prospective observational study with 229, 230 patients and introduction of a medical information and consent form. Forsch Komplementmed, 2009, 16(2):91-97.

3. McCulloch M, Nachat A, Schwartz J, et al. Acupuncture safety in patients receiving anticoagulants:a systematic review. Perm J, 2015, 19(1):68-73.

4. Izzo AA, Hoon-Kim S, Radhakrishnan R, et al. A critical approach to evaluating clinical efficacy, adverse events and drug interactions of herbal remedies. Phytother Res, 2016, 30(5):

691-700.

5. Shaw D. Toxicological risks of Chinese herbs. Planta Medica, 2010, 76(17): 2012-2018.

6. Zhang L, Yan J, Liu X, et al. Pharmacovigilance practice and risk control of traditional Chinese medicine drugs in China: current status and future perspective. J Ethnopharmacol, 2012, 140(3): 519-525.

7. Ellenberg SS. Protecting clinical trial participants and protecting data integrity: are we meeting the challenges? PLoS Medicine, 2012, 9(6): e1001234.

8. Bian ZX, Moher D, Dagenais S, et al. Improving the quality of randomized controlled trials in Chinese herbal medicine, part II: control group design. Journal of Chinese Integrative Medicine, 2006, 4(2): 130-136.

9. Zhang CS, Yang AW, Zhang AL, et al. Sham control methods used in ear-acupuncture/ear-acupressure randomized controlled trials: a systematic review. J Altern Complem Med, 2014, 20(3): 147-161.

10. Lin JG, Chen CH, Huang YC, et al. How to design the control group in randomized controlled trials of acupuncture? Evid-Based Compl Alt, 2012, 2012: 875284.

11. Wolsko PM, Solondz DK, Phillips RS, et al. Lack of herbal supplement characterization in published randomized controlled trials. Am J Med, 2005, 118(10): 1087-1093.

12. Leung KS, Bian ZX, Moher D, et al. Improving the quality of randomized controlled trials in Chinese herbal medicine, part III: quality control of Chinese herbal medicine used in randomized controlled trials. Journal of Chinese Integrative Medicine, 2006, 4(3): 225-232.

13. Jiang M, Lu C, Zhang C, et al. Syndrome differentiation in modern research of traditional Chinese medicine. J Ethnopharmacol, 2012, 140(3): 634-642.

14. Witt CM. Clinical research on acupuncture—Concepts and guidance on efficacy and effectiveness research. Chin J Integr Med, 2011, 17(3): 166-172.

15. Witt CM, Aickin M, Cherkin D, et al. Effectiveness guidance document(EGD)for Chinese medicine trials: a consensus document. Trials, 2014, 15: 169.

16. Schulz KF, Altman DG, Moher D, et al. CONSORT 2010 Statement: updated guidelines for reporting parallel group randomised trials. Trials, 2010 , 11: 32.

17. Gagnier JJ, Boon H, Rochon P, et al. Reporting randomized, controlled trials of herbal interventions: An elaborated CONSORT statement. Annals of Internal Medicine, 2006, 144 (5): 364-367.

18. Bian Z, Liu B, Moher D, et al. Consolidated standards of reporting trials(CONSORT)for traditional Chinese medicine: current situation and future development. Front Med, 2011, 5

（2）：171-177.

19. MacPherson H，White A，Cummings M，et al. Standards for reporting interventions in controlled trials of acupuncture：The STRICTA recommendations. The Journal of Alternative and Complementary Medicine，2002，8（1）：85-89.

20. MacPherson H，Altman DG，Hammerschlag R，et al. Revised standards for reporting interventions in clinical trials of acupuncture（STRICTA）：extending the CONSORT statement. J Evid Based Med，2010，3（3）：140-155.

21. Manheimer E，Wieland S，Kimbrough E，et al. Evidence from the Cochrane Collaboration for traditional Chinese medicine therapies. J Altern Complement Med，2009，15（9）：1001-1014.

22. Li XQ，Tao KM，Zhou QH，et al. Endorsement of the CONSORT statement by high-impact medical journals in China：a survey of instructions for authors and published papers. Plos One，2012，7（2）：e30683.

23. Ma B，Ke FY，Zheng EL，et al. Endorsement of the CONSORT statement by Chinese journals of traditional Chinese medicine：a survey of journal editors and review of journals'instructions for authors. Acupunct Med，2016，34（3）：178-183.

24. Song TJ，Leng HF，Zhong LL，et al. CONSORT in China：past development and future direction. Trials，2015，16：243.

25. Xiao L，Hu J，Zhang L，et al. Endorsement of CONSORT by Chinese medical journals：A survey of "instruction to authors". Chin J Integr Med，2014，20（7）：510-515.

26. Xu L，Li J，Zhang MM，et al. Chinese authors do need CONSORT：Reporting quality assessment for five leading Chinese medical journals. Contemp Clin Trials，2008，29（5）：727-731.

27. Li JN，Liu ZH，Chen RQ，et al The quality of reports of randomized clinical trials on traditional Chinese medicine treatments：a systematic review of articles indexed in the China National Knowledge Infrastructure database from 2005 to 2012. BMC Complementary and Alternative Medicine，2014，14：362.

28. Liu XT，Zhang X，Wen S，et al. Impact of the consolidated standards of reporting trials （CONSORT）checklist on reporting of randomized clinical trials in traditional Chinese medicine. J Evid Based Med，2015，8（4）：192-208.

29. Lu LM，He J，Zeng JC，et al. Impact evaluation of CONSORT and STRICTA guidelines on reporting quality for randomized controlled trials of acupuncture conducted in China. Chin J Integr Med，2017，23（1）：10-17.

30. Wu TX，Li YP，Bian ZX，et al. Randomized trials published in some Chinese journals：how

阿尔茨海默病

many are randomized? Trials, 2009; 10: 46.

31. He J, Du L, Liu GJ, et al. Quality assessment of reporting of randomization, allocation concealment, and blinding in traditional Chinese medicine RCTs: a review of 3159 RCTs identified from 260 systematic reviews. Trials, 2011, 12: 122.

32. Turner L, Shamseer L, Altman DG, et al. Consolidated standards of reporting trials (CONSORT) and the completeness of reporting of randomised controlled trials (RCTs) published in medical journals. Cochrane Db Syst Rev, 2012, 11: MR000030.

33. Bian ZX, Li YP, Moher D, et al. Improving the quality of randomized controlled trials in Chinese herbal medicine, part I: clinical trial design and methodology. Journal of Chinese Integrative Medicine, 2006, 4(2): 120-129.

附　录

附录1　纳入研究的参考文献

编号	参考文献
H1	Koh Iwasaki, Seiichi Kobayashi, Yuri Chimura, et al. A randomized, double-blind, placebo-controlled clinical trial of the Chinese herbal medicine "ba wei di huang wan" in the treatment of dementia. Journal of the American Geriatrics Society, 2004, 52 (9): 1518-1521.
H2	Tatsuya Suzuki, Shoko Futami, Yoshimasa Igari, et al. A Chinese herbal medicine, Choto-san, improves cognitive function and activities of daily living of patients with dementia: a double-blind, randomized, placebo-controlledstudy. Journal of the American Geriatrics Society, 2005, 53(12): 2238-2240.
H3	Baum L, Lam CW, Cheung SK, et al. Six-month randomized, placebo-controlled, double-blind, pilot clinical trial of curcumin in patients with Alzheimer disease. Journal of Clinical Psychopharmacology, 2008, 28(1): 110-113.
H4	Keiko Higashi, Hiromi Rakugi, Hisahiro Yu, et al. Effect of kihito extract granules on cognitive function in patients with Alzheimer's-type dementia. Geriatrics & Gerontology International, 2007, 7(3): 245-251.
H5	Soon-Tae Lee, Kon Chu, Ji-Young Sim, et al. Panax ginseng enhances cognitive performance in Alzheimer disease. Alzheimer Disease and Associated Disorders, 2008, 22(3)222-226.
H6	常富业, 袁英, 孙莹, 等. 精制醒脑散治疗老年性痴呆的临床研究. 中华中医药学刊, 2013, 31(6): 1253-1255.
H7	陈炜, 蒋凌飞, 刘泰, 等. 温脾通络开窍汤治疗老年性痴呆痰浊阻窍证患者40例临床观察. 中医杂志, 2013, 54(20): 1759-1761.

编号	参考文献
H8	丁向东, 张沁园, 孙强三, 等. 升黄益智颗粒治疗阿尔茨海默病的临床研究. 中国老年学杂志, 2009, 29(16): 2023-2024.
H9	傅凯丽, 林翠茹, 张玉莲, 等. "益肾化浊方"治疗轻度阿尔茨海默病15例临床研究. 江苏中医药, 2012, 44(8): 28-29.
H10	刚宝芝, 王德生, 王春利, 等. 复智散治疗老年性痴呆的临床疗效观察. 中风与神经疾病杂志, 2005, 22(6): 527-529.
H11	何红玲, 周如明. 补阳还五汤加减治疗老年痴呆症35例临床观察. 浙江中医药大学学报, 2013, 37(6): 723-724.
H12	胡海燕, 朱未名, 郑虹, 等. 中西医结合治疗阿尔茨海默病50例观察. 浙江中医杂志, 2011, 46(10): 746-747.
H13	孔佳. 复方海蛇胶囊联合盐酸多奈哌齐治疗阿尔茨海默病临床观察. 现代中医结合杂志, 2012, 21(6): 587-588, 599.
H14	李新纯, 何明大. 脑灵汤对阿尔茨海默病患者MMSE及血清促炎症细胞因子的影响. 实用预防医学, 2010, 17(5): 959-961.
H15	林水森, 周如倩, 王健, 等. 调心方、补肾方对Alzheimer病患者认知功能和日常生活能力作用的比较研究. 中国老年学杂志, 2002, 22(6): 434-436.
H16	刘佩, 董克礼. 益智健脑颗粒对阿尔茨海默病患者外周血清中IL-1β与TNF-α表达的影响. 湖南中医杂志, 2010, 26(5): 1-3.
H17	倪建良, 王水洪, 杨华, 等. 复方海蛇胶囊与盐酸多奈哌齐联合治疗阿尔茨海默病41例观察. 浙江中医杂志, 2010, 45(10): 738-739.
H18	彭贤文, 董克礼. 针刺结合益智健脑颗粒治疗阿尔茨海默病疗效观察. 中国针灸, 2009, 29(4): 269-271.
H19	Ananya Sadhu, Prabhat Upadhyay, Aruna Agrawal, et al. Management of cognitive determinants in senile dementia of Alzheimer's type: therapeutic potential of a novel polyherbal drug product. Clinical Drug Investigation, 2014, 34(12): 856-869
H20	田国强, 梁胜林, 胡绍林. 抗衰灵与多奈哌齐治疗阿尔茨海默氏病疗效比较. 浙江中西医结合杂志, 2007, 17(11): 663-664, 667.
H21	王恩, 黄勤, 黄米武, 等. 肉苁蓉总苷对阿尔茨海默病疗效观察. 浙江中西医结合杂志, 2011, 21(10): 699-701.

续表

编号	参考文献
H22	王恩龙."加味左归丸"治疗老年性痴呆 20 例临床观察.江苏中医药,2013,45(5):38-39.
H23	王健,林水淼,周如倩,等.补肾方治疗 Alzheimer 病的临床研究.上海中医药杂志,2002,36(4):4-6.
H24	王健,林水淼,周如倩,等.调心方治疗阿尔茨海默氏病的临床研究.北京中医药大学学报,2002,25(3):51-53.
H25	王康锋,张立娟.抵当汤加减治疗老年性痴呆疗效观察.中国中医药信息杂志,2012,19(10):74-75.
H26	颜世东,闫社因,齐德芹,等.芝精口服液治疗阿尔茨海默病 93 例疗效观察.广西中医药,2007,30(3):30-32.
H27	叶平胜,周薇莉.安脑片治疗阿尔茨海默病的临床观察.中国中医药科技,2011,18(6):520-521.
H28	俞璐,林水淼,周如倩,等.中医辨证治疗轻中度阿尔茨海默病的随机对照试验.中西医结合学报,2012,10(7):766-776.
H29	张凤玲.益智汤治疗老年性痴呆 38 例.河南中医学院学报,2009,24(5):45-46.
H30	周智林,梁丽贞,严永兴.复方海蛇胶囊与盐酸多奈哌齐联合治疗阿尔茨海默病的临床研究.中国中西医结合杂志,2007,27(2):110-113.
H31	朱宏,董克礼,吴岳,等.补肾活血法对阿尔茨海默病患者认知功能改善的影响.中国老年学杂志,2010,30(11):1493-1495.
H32	曹利民,胡志诚.人参养荣汤治疗老年性痴呆临床分析.实用中医药杂志,2008,24(4):207.
H33	霍军,于俊丽,孔德荣,等.中医辨证分型治疗老年性痴呆 90 例临床观察.光明中医,2008,23(5):572-573.
H34	王慧玲,董克礼.益智健脑颗粒对阿尔茨海默病患者脑内促炎症细胞因子的影响.湖南中医药大学学报,2008,28(2):54-56.
H35	王维山,吕继辉,郝智慧,等.中西医结合治疗老年性痴呆的临床研究.中国医药,2009,4(10):800-801.
H36	魏永吾,王红.辨证治疗老年痴呆 50 例.陕西中医,2009,30(7):819-820.

编号	参考文献
H37	陈国华,单萍,邱昕. 黄连解毒汤治疗老年性痴呆(心肝火旺型)临床研究. 中国中医急症, 2007, 16(4): 386-387, 434.
H38	陈璐,陈民,刘兆崇. 补肾祛痰化瘀复方治疗肾虚痰瘀型老年痴呆临床观察. 辽宁中医药大学学报, 2011, 13(7): 190-191.
H39	陈岩,袁勇. 活脑方治疗阿尔茨海默病肾虚髓减证临床研究. 山东医药, 2008, 48(32): 81-82.
H40	翟广琪. 益气聪明汤治疗阿尔茨海默病 30 例临床观察. 河北中医, 2013, 35(6): 822-823, 885.
H41	董桂英,赵世珂,郭立华,等. 清脑颐智灵治疗阿尔茨海默病 60 例临床观察. 中西医结合心脑血管病杂志, 2003, 1(4): 236.
H42	董克礼,曾望远. 益智健脑颗粒治疗阿尔茨海默氏病 20 例总结. 湖南中医杂志, 2006, 22(2): 3-4.
H43	李浩,王承华,王力. 脑复益聪胶囊治疗老年性痴呆的临床观察. 中国中医药信息杂志, 2002, 9(4): 20-22.
H44	廖宝霞,朱爱琴,郗爱旗,等. 藏药七十味珍珠丸对阿尔茨海默病患者认知功能及氧化应激的影响. 中国老年学杂志, 2009, 29(19): 2437-2439.
H45	刘晓红. 脑益智胶囊治疗老年性痴呆的临床研究. 中原医刊, 2005, 32(14): 54-55.
H46	刘勇,冯秀华,徐茂田. 复方丹参滴丸治疗阿尔茨海默病疗效观察. 天津中医药, 2011, 28(4): 293-294.
H47	Ping Liu, Mingwang Kong, Songlin Liu, et al. Effect of reinforcing kidney-essence, removing phlegm, and promoting mental therapy on treating Alzheimer's disease. Journal of Traditional Chinese Medicine, 2013, 33(4): 449-454.
H48	Meng Rong-sen, Li Qing-ming, Wei Chang-xiu, et al. Clinical observation and mechanism study on treatment of senile dementia with Naohuandan. Chinese Journal of Integrative Medicine, 2005, 11(2): 111-116.
H49	邱幸凡,王平,胡永年,等. 醒脑益智冲剂治疗老年性痴呆临床研究. 湖北中医杂志, 2005, 27(10): 3-5.
H50	桑锋,谢中尧,刘成全,等. 通窍化痰汤治疗阿尔茨海默病 30 例. 辽宁中医杂志, 2011, 38(1): 95-96.

续表

编号	参考文献
H51	沈均,陶荣芬,胡锡澄. 蛹虫草治疗老年性痴呆的对照研究. 现代康复,1999,3(6):687.
H52	童晓云,李晓,和春芳,等. 灵芝益寿丸治疗阿尔茨海默病临床观察. 辽宁中医药大学学报,2013,15(11):87-89.
H53	肖允明,黄广征. 益肾醒神汤治疗老年性痴呆60例临床观察. 中国农村医学杂志,2004,2(1):35-36.
H54	杨雅,刘俊保(指导). 促智液治疗阿尔茨海默病15例. 河南中医,2010,30(2):155-156.
H55	张沁园,魏久贞. 升黄益智颗粒治疗阿尔茨海默病临床观察. 山东中医药大学学报,2008,32(4):303-305.
H56	朱爱琴,褚以德,李国峰,等. 藏药七十味珍珠丸对阿尔茨海默病患者血清β淀粉样蛋白和炎性细胞因子的影响. 中华老年医学杂志,2011,30(2):133-137.
H57	曹建恒. 复智合剂治疗老年性痴呆35例. 新中医,2009,41(6):71-72.
H58	高平,文诗广,秦绍森,蔡晓杰. 复方海蛇胶囊治疗老年性痴呆的临床研究. 中国老年学杂志,2005,25(1):100.
H59	赵拥军. 补肾健脾涤痰活血法治疗老年性痴呆30例. 中国中医药现代远程教育,2011,9(12):20-22.
H60	Mehdi Farokhnia, Mehdi Shafiee Sabet, Negar Iranpour, et al. Comparing the efficacy and safety of Crocus sativus L. with memantine in patients with moderate to severe Alzheimer's disease: a double-blind randomized clinical trial. Human Psychopharmacology, 2014, 29(4): 351-359.
H61	于晓宁. 补肾活血化痰法治疗老年性痴呆42例临床观察. 中医药导报,2006,12(2):24-25.
H62	何静. 健脾益气、滋阴益肾法治疗老年痴呆症临床观察. 辽宁中医药大学学报,2013,15(5):178-179.
H63	李忠仁,穆艳云,欧阳颀. 针刺加当归芍药散治疗阿尔茨海默病对照性研究. 中国临床康复,2002,6(19):2848-2849.
H64	高德义,黄贾生,何宏文. 当归芍药散治疗老年性痴呆36例临床研究. 中国全科医学,2004,7(11):782-783.

编号	参考文献
H65	沈均，陶荣芬. 蛹虫草治疗老年性痴呆疗效观察. 现代中西医结合杂志，1999，8（12）：1958-1959.
H66	Yuko Furuhashi, Kouichi Shin. Risperidone versus Yokukansan in the treatment of severe Alzheimer's Disease. International Journal of Clinical Medicine, 2011, 2（2）: 166-170.
H67	张生林. 健脑益智汤治疗老年性痴呆 36 例. 中国中西医结合杂志，2004，24（2）：162.
H68	董克礼，杨聘. 中西医结合治疗阿尔茨海默病 20 例. 湖南中医学院学报，2005，25（3）：36-37.
H69	高长越，贾晓军，王延江，等. 中药验方联合安理申对老年性痴呆的治疗研究. 重庆医学，2008，37（7）：697-698.
H70	顾超，袁灿兴，沈婷，等. 地黄益智方联合盐酸多奈哌齐片治疗阿尔茨海默病患者 50 例临床观察. 中医杂志，2014，55（6）：482-485.
H71	郭忠伟，陈杏丽，邢葆，等. 补肾益髓汤联合盐酸多奈哌齐治疗老年性痴呆 30 例. 山东中医杂志，2011，30（10）：720-721.
H72	郭忠伟，陈杏丽，邢葆平，等知柏地黄汤联合多奈哌齐治疗老年性痴呆伴发精神行为异常 30 例. 浙江中西医结合杂志，2011，21（7）：471-472.
H73	梁健芬，覃翠，杨波. 补肾益智颗粒联合西药治疗阿尔茨海默病的临床观察. 中西医结合心脑血管病杂志，2010，8（1）：39-41.
H74	Masahiro Maruyama, Naoki Tomita, Koh Iwasaki, et al. Benefits of combining donepezil plus traditional Japanese herbal medicine on cognition and brain perfusion in Alzheimer's disease: a 12-week observer-blind, donepezil monotherapy controlled trial. Journal of the American Geriatrics Society, 2006, 54（5）: 869-871.
H75	Kazunori Okahara, Yasushi Ishida, Yoshihito Hayashi, et al. Effects of Yokukansan on behavioral and psychological symptoms of dementia in regular treatment for Alzheimer's disease. Progress in Neuro-Psychopharmacology & Biological Psychiatry, 2010, 34（3）: 532-536.
H76	吴波. 脑灵汤加多奈哌齐治疗老年性痴呆 60 例临床药学疗效. 医学理论与实践，2013，26（5）：581-582.
H77	熊静芳. 中西医结合治疗阿尔茨海默病 60 例. 浙江中西医结合杂志，2010，20（5）：283-284.

续表

编号	参考文献
H78	许安, 王峻. 补肾益智颗粒联合盐酸多奈哌齐治疗老年性痴呆临床观察. 浙江中西医结合杂志, 2013, 23(4): 282-284.
H79	朱黎明. 脑脉泰联合益肾健脑汤治疗阿尔兹海默病的临床观察. 内蒙古中医药, 2011, 30(14): 95-97.
H80	朱黎明. 五福心脑清软胶囊治疗阿尔茨海默病气滞血瘀证患者 41 例临床观察. 中医杂志, 2012, 53(7): 581-584.
H81	邵卫, 黄蓓, 潘晓峰, 等. 黄连解毒汤联合石杉碱甲片治疗老年性痴呆临床观察. 湖北中医杂志, 2012, 34(9): 11-12.
H82	杨海燕. 天智颗粒联合哈伯因治疗老年性痴呆临床观察. 中国实用神经疾病杂志, 2010, 13(10): 23-25.
H83	张宗伦. 中西医结合治疗老年性痴呆临床观察. 实用中医药杂志, 2007, 23(6): 363.
H84	王明华, 罗榕, 梁晶晶. 中西医结合治疗老年性痴呆的临床疗效探讨. 西部医学, 2012, 24(6): 1105-1106, 1109.
H85	张春梅. 六味地黄丸配合治疗老年痴呆症的临床研究. 中医临床研究, 2012, 4(19): 88, 90.
H86	贺昕, 张春驰, 刘辉, 等. 血塞通滴丸联合盐酸美金刚治疗阿尔茨海默病的临床研究. 现代生物医学进展, 2011, 11(21): 4150-4152.
H87	李存新, 杨树荣, 黄峰. 右归丸加味治疗肾阳虚型阿尔采默病 34 例. 陕西中医学院学报, 2009, 32(4): 20-21.
H88	Weidong Pan, Qiudong Wang, Shin Kwak, et al. Shen-Zhi-Ling Oral Liquid improves behavioral and psychological symptoms of dementia in Alzheimer's disease. Evidence-Based Complementary and Alternative Medicine, 2014, 2014: 913687.
H89	Heo JH, Lee ST, Chu K, et al. An open-label trial of Korean red ginseng as an adjuvant treatment for cognitive impairment in patients with Alzheimer's disease. European Journal of Neurology, 2008, 15(8): 865-868.
H90	Jae-Hyeok Heo, Soon-Tae Lee, Kon Chu, et al. Heat-processed ginseng enhances the cognitive function in patients with moderately severe Alzheimer's disease. Nutritional Neuroscience, 2012, 15(6): 278-282.

编号	参考文献
H91	John M Ringman, Sally A Frautschy, Edmond Teng, et al. Oral curcumin for Alzheimer's disease: tolerability and efficacy in a 24-week randomized, double blind, placebo-controlled study. Alzheimer's Research & Therapy, 2012, 4: 43.
H92	刘光, 叶江琳, 郭瑞冰, 等. 乐脉颗粒治疗阿尔茨海默病 63 例临床观察. 四川医学, 2007, 28(4): 389-390.
H93	刘光, 宋盛青, 陈克, 等. 补肾益气活血法治疗肾虚血瘀型阿尔茨海默病疗效观察. 四川中医, 2009, 27(11): 72-73.
H94	Akira Monji, Masashi Takita, Takaaki Samejima, et al. Effect of yokukansan on the behavioral and psychological symptoms of dementia in elderly patients with Alzheimer's disease. Progress in Neuro-Psychopharmacology & Biological Psychiatry, 2009, 33(2): 308-311.
H95	刘孟渊, 王达平, 刘玉平, 等. 老智复治疗老年性痴呆的疗效观察. 中药材, 2001, 24(1): 73-75.
H96	唐百冬, 何军锋. 自拟补肾涤痰祛瘀汤治疗老年性痴呆 30 例临床观察. 中医药导报, 2008, 14(12): 26-27.
H97	李金桂. 地黄饮子治疗老年性痴呆症疗效观察. 内蒙古中医药, 2012, 31(22): 18-19.
H98	Min Bi, Suijun Tong, Zhaoxu Zhang, et al. Changes in cerebral glucose metabolism in patients with mild-to-moderate Alzheimer's disease: a pilot study with the Chinese herbal medicine fuzhisan. Neuroscience Letters, 2011, 501(1): 35-40.
H99	孔德荣. 龟鹿二仙胶治疗老年性痴呆 60 例. 中医研究, 2007, 20(10): 33-34
H100	张桂娟, 马民, 马义. 脑康冲剂治疗阿尔茨海默病的临床与实验研究. 中国老年学杂志, 2006, 26(5): 619-620.
H101	张沁园, 丁向东, 王晓红, 等. 益智防呆冲剂改善阿尔茨海默病记忆力的临床观察. 山东中医药大学学报, 2000, 24(4): 260-261.
H102	陈建鸿, 杜建. 益气解毒法治疗老年性痴呆的临床研究. 福建中医学院学报, 2006, 16(5): 7-8.
H103	董克礼, 蒋美艳. 益智健脑颗粒治疗老年痴呆病临床观察. 湖南中医药大学学报, 2007, 27(1): 58-59.
H104	顾耘, 林水淼, 刘仁人, 杨柏灿, 薛人华. 养心健脑方治疗阿尔茨海默病临床研究. 山东中医药大学学报, 2000, 24(4): 271-273.

续表

编号	参考文献
H105	胡金城, 汪学军, 朱成全. 益肾补脑片治疗老年性痴呆 46 例临床观察. 中医杂志, 2005, 46(9): 670-672.
H106	唐丽颖. 自拟健智汤治疗老年性痴呆疗效观察. 浙江中西医结合杂志, 2009, 19(10): 614-615.
H107	王雷芳. 中西医结合治疗轻度、中度阿尔茨海默病 30 例临床观察. 中医临床研究, 2010, 2(18): 1-2.
H108	张小平. 益智汤治疗老年痴呆症临床观察. 湖北中医药大学学报, 2014, 16(1): 81-82.
H109	赵磊, 尹玉霞. 中西医结合治疗老年痴呆的临床观察. 中国医学创新, 2014, 11(2): 103-104.
H110	朱振铎、薛一涛、霍青, 等. 疏肝解郁、滋肾养心法治疗老年性痴呆 34 例临床研究. 山东中医药大学学报, 1998, 22(5): 346-348.
H111	庄志江. 中西医结合治疗老年性痴呆的 30 例疗效观察. 中医临床研究, 2014, 6(2): 100.
H112	Takashi Seki, Tetsuharu Kamiya, Katsutoshi Furukawa, et al. Nobiletin-rich Citrus reticulata peels, a kampo medicine for Alzheimer's disease: a case series. Geriatr Gerontol Int, 2013, 13(1): 236-238.
H113	周如倩, 林水淼, 王健, 等. 参桂健脑液对阿尔茨海默病患者精神状态康复的研究. 上海中医药大学学报, 2001, 15(2): 17-19.
H114	杨丽华, 杨戈, 马春. 还智胶囊治疗髓海不足之痴呆 60 例临床观察. 吉林中医药, 2005, 25(11): 27-28.
H115	Hiroyuki Arai, Tomoko Suzuki, Hidetada Sasaki, et al. A new interventional strategy for Alzheimer's disease by Japanese herbal medicine. Nihon Ronen Igakkai Zasshi (Japanese Journal of Geriatrics), 2000, 37(3): 212-215.
H116	董克礼, 宋炜熙, 曾江正. 益智健脑颗粒治疗阿尔茨海默氏病 50 例总结. 湖南中医杂志, 2002, 18(3): 13-14.
H117	Chiaki Kudoh, Ryutaro Arita, Mitsuru Honda, Taichi Kishi, Yasuhiro Komatsu, Hiroaki Asou, Masaru Mimura. Effect of ninjin'yoeito, a Kampo (traditional Japanese) medicine, on cognitive impairment and depression in patients with Alzheimer's disease: 2 years of observation. Psychogeriatrics. 2015; doi: 10. 1111/psyg. 12125.

续表

编号	参考文献
H118	石永扬, 沈吉利, 陈华良. 抗衰灵治疗阿尔茨海默病疗效分析. 中华临床医学杂志, 2005, 6（9）: 28-30.
H119	林水淼, 杨柏灿. 养心健脑液治疗 Alzheimer 痴呆的临床研究. 上海中医药大学上海市中医药研究院学报, 1996, （2）: 44-47.
H120	王东建, 洪庆祥. 林水淼治疗老年性痴呆经验举隅. 中医文献杂志, 2011, 29（3）: 41-42.
H121	薛中华. 补肾填髓法为主治疗老年性痴呆疗效体会. 中华中西医学杂志, 2009, 7（7）: 36.
H122	Oishi M, Mochizuki Y, Takasu T, et al. Effectiveness of traditional Chinese medicine in Alzheimer disease. Alzheimer Dis Assoc Disord, 1998, 12（3）: 247-250.
H123	张秀云, 李振民. 清心开窍法治疗阿尔茨海默病 30 例. 四川中医, 2007, 25（11）: 54-55.
H124	Guo Q, Zhou Y, Wang CJ, Huang YM, et al. An open-label, nonplacebo-controlled study on Cistanche tubulosa glycoside capsules（Memoregain®）for treating moderate Alzheimer's disease. Am J Alzheimers Dis Other Demen, 2013, 28（4）: 363-370.
H125	杨华, 王翰, 李霞, 等. 活血化痰法治疗痰瘀交阻型老年性痴呆伴发精神行为异常 60 例, 山东中医杂志, 2012, 31（8）: 574-575.
H126	Hayashi Y, Ishida Y, Inoue T, et al. Treatment of behavioural and psychological symptoms of Alzheimer-type dementia with Yokukansan in clinical practice. Prog Neuropsychopharmacol Biol Psychiatry, 2010, 34（3）: 541-545.
H127	Yan L, Liu B, Guo W, et al. A clinical investigation on zhi ling tang for treatment of senile dementia. J Tradit Chin Med, 2000, 20（2）: 83-86.
H128	陈立红. 补阳还五汤治疗老年性痴呆临床观察 13 例. 中国民族民间医药杂志, 2011, 20（15）: 102-103.
H129	崔守存. 益脑汤治疗老年性痴呆病 155 例临床观察. 中医临床研究, 2010, 2（14）: 79.
H130	窦维华, 徐姗姗. 桂枝加葛根汤化裁治疗老年痴呆症. 四川中医, 2010, 28（5）: 75-76.
H131	雷秀珍, 王笑红, 陈燕河. 填精益智颗粒治疗老年痴呆 72 例临床观察. 中国中医基础医学杂志, 2003, 9（3）: 44.

续表

编号	参考文献
H132	李子中, 程浩然, 李生海. 脑力智宝治疗 alzheimer 病 110 例. 中国药科大学学报, 2002, 33（S）: 302-304.
H133	孙环宇, 李黛. 中西医结合治疗老年性痴呆 35 例. 实用中西医结合临床, 2004, 4（1）: 23.
H134	王建菊. 益气聪明汤加味治疗阿尔茨海默病 68 例疗效观察. 新中医, 2003, 35（9）: 68-69.
H135	王树炜, 金秀梅. 益智醒脑汤治疗老年性痴呆 50 例. 四川中医, 2005, 23（5）: 49.
H136	张恭新. 朱振铎治疗老年性痴呆的经验. 山东中医杂志, 2009, 28（5）: 349-350.
H137	中江啓晴, 熊谷由紀絵, 小菅孝明. アルツハイマー型認知症に対する 半夏白尤天麻湯の有効性 The Effectiveness of Hangebyakujutsutemmato for Alzheimer's Type Dementia. 日本東洋医学雑誌, 2013, 64（2）: 104-107.
H138	张玉娜, 夏伟, 叶蓓鸿, 等. 中西药物联合治疗阿尔茨海默病疗效观察. 中华实用诊断与治疗杂志, 2011, 25（3）: 258-260.
A1	Paul J. Millea, Barbara R. Reed. Acupuncture in the treatment of Alzheimer disease complicated by agitation: a randomized controlled pilot study. Medical Acupuncture, 2004, 15（3）: 19-23.
A2	董洪涛, 金渊光, 白英. 针刺治疗老年性痴呆 11 例. 上海中医药大学学报, 2002, 16（3）: 26-28.
A3	胡起超, 孙兆元, 孟媛, 等. 益气调血、扶本培元针法治疗老年性痴呆 40 例. 陕西中医, 2010, 31（3）: 343-344.
A4	姜国华, 徐强, 张洋. 针刺对老年性痴呆神经行为学影响的临床研究. 针灸临床杂志, 2004, 20（4）: 1-3.
A5	闫兴洲, 李震宇, 华启海, 等. 头三神为主针刺治疗阿尔茨海默病的效果及对血浆 Tau 蛋白的影响. 蚌埠医学院学报, 2014, 39（3）: 302-303, 306.
A6	赵立刚, 马莉, 李亚杰, 等. 针刺百会、大椎治疗老年性痴呆的疗效观察. 针灸临床杂志, 2007, 23（9）: 42-43.
A7	朱宏, 董克礼, 吴岳, 等. 补肾活血法对阿尔茨海默病患者认知功能改善的影响. 中国老年学杂志, 2010, 30（11）: 1493-1495.

续表

编号	参考文献
A8	贾玉洁,成海燕,于涛,等. 老年性痴呆的中医证候调查及"益气调血、扶本培元"针法临床观察. // 中国针灸学会第九届全国中青年针灸推拿学术研讨会论文集. 北京: 中国针灸学会, 2010, 330-336.
A9	姬锋养,高红涛,王锋,等. 针灸百会、内关穴治疗老年性痴呆. 甘肃中医, 2007, 20(7): 14-15.
A10	刘智斌,牛文民,杨晓航,等. 嗅三针对阿尔茨海默病患者认知功能影响的临床研究. 陕西中医, 2008, 29(6): 711-712.
A11	罗玘红,邹婷,黄庆仪. 电针对肾虚型老年性痴呆的疗效及 β- 淀粉样蛋白的影响临床观察. 医药世界, 2006, 9: 64-66.
A12	欧阳欣,李忠仁,穆艳云,等. 针刺治疗阿耳茨海默病临床疗效对照研究. 中国针灸, 1999, 19(7): 399-401.
A13	李忠仁,穆艳云,欧阳欣. 针刺加当归芍药散治疗阿尔茨海默病对照性研究. 中国临床康复, 2002, 6(19): 2848-2849.
A14	欧阳欣,李忠仁,穆艳云,等. 电针合并奋乃静治疗阿尔茨海默病精神症状的临床观察. 上海针灸杂志, 2000, 19(6): 16-17.
A15	尹汉逵,沈小琴,傅建明,等. 头皮针刺结合安理申片治疗阿尔茨海默病的疗效观察. 中国中医药科技, 2013, 20(2): 185-186.
A16	邹怀宇,杨晓芹. 盐酸多奈哌齐联合中医电针治疗老年痴呆症临床观察. 中外医疗, 2011, 30(5): 104.
A17	赵朝庭,罗家国,任亚东,等. "鬼穴"针刺缓解老年痴呆精神行为症状的运用体会. 内蒙古中医药, 2011, 30(7): 65-66.
A18	梅静,刘春光,孙利. 针灸治疗老年性痴呆 76 例. 中国民间疗法, 2003, 11(12): 13-14.
A19	欧阳顾,李忠仁,穆艳云,等. 电针合并奋乃静治疗 Alzheimer 病精神症状的临床观察. 针灸临床杂志, 2001, 17(1): 25-26.
A20	蔡涛,肖冬玲. 针刺对老年性痴呆患者 Hcy、Aβ 干预作用的临床观察. 上海针灸杂志, 2008, 27(12): 3-5.
A21	陈潜,王昀,孙远征. 丛刺疗法治疗老年痴呆 50 例. 中国中医药科技, 1999, 6(5): 303.

续表

编号	参考文献
A22	牛文民,刘智斌,杨晓航,等.嗅三针改善老年性痴呆患者嗅觉功能的临床研究.现代中医药,2009,29(1):45-46.
A23	吴迪.针灸治疗早老性痴呆36例.四川中医,2004,22(3):93-94.
A24	许建阳,王发强,单保慈,等.针刺治疗老年性痴呆的认知能力及其脑功能成像的研究——附10例临床报告.中国中西医结合影像学杂志,2004,2(2):85-87.
A25	杨子江,李淑娥.多针透刺法治疗老年性痴呆症.针灸临床杂志,1995,11(3):34.
A26	朱宏,董克礼,吴岳,等.针刺对阿尔茨海默病患者异构前列腺素的影响.中国针灸,2010,30(1):18-21.
A27	尚颖,丁宁.针刺治疗老年性痴呆24例TCD观察.中国中医药科技,2003,10(4):229.
A28	田涛涛,李强,张玉莲,等."醒脑益智"针法治疗老年性痴呆临床观察.吉林中医药,2012,32(4):404-405.
A29	赵廷涛.针刺醒神开窍疗法结合康复训练治疗阿尔茨海默病60例.中华全科医师杂志,2007,6(2):71.
A30	杨树成.水针治疗老年性痴呆症26例.浙江中医杂志,1995,(8):357.
O1	谢多英.体育疗法配合常规药物治疗痴呆精神行为症状的疗效观察.中国民康医学,2012,24(7):824-826.
O2	黄霖.点穴按摩治疗老年性痴呆临床观察.按摩与导引,1994,(4):5-6.
C1	刘健红,黄坚红,陈秀慧.醒痴方加针刺对老年性痴呆患者血浆同型半胱氨酸的影响.广州医药,2009,40(5):41-44.
C2	李日臻,刘运林,王良鑫,等.脑灵汤结合太极拳对阿尔茨海默病患者康复的影响.现代中西医结合杂志,2013,22(7):693-694,760.
C3	唐云华,康秀丽.中药与灸法并用治疗老年痴呆症的临床研究.中医学报,2011,26(6):763-764.
C4	雷励.补肾活血方与针刺结合治疗老年性痴呆临床观察.新中医,2011,43(10):37-38.
C5	李忠仁,穆艳云,欧阳颀.针刺加当归芍药散治疗阿尔茨海默病对照性研究.中国临床康复,2002,6(19):2848-2849.

编号	参考文献
C6	刘健红，叶绍伟，黄坚红. 醒痴方加针刺对老年性痴呆患者 MMSE 量表得分的影响. 按摩与导引，2006，22(8)：13-15.
C7	朱宏，董克礼，吴岳，等. 补肾活血法对阿尔茨海默病患者认知功能改善的影响，中国老年学杂志，2010，30(11)：1493-1495.
C8	叶江琳，刘光. 针刺配合补肾益气活血方治疗老年性痴呆疗效观察. 四川中医，2012，30(8)：138-139.
C9	佟琦媛，谢春荣，陈少军. 补肾益髓化痰通瘀方配合针刺治疗阿尔茨海默病 36 例临床观察. 河北中医，2009，31(2)：188-189.
C10	彭贤文，董克礼. 针刺结合益智健脑颗粒治疗阿尔茨海默病疗效观察. 中国针灸，2009，29(4)：269-271.
C11	刘勇前，何强，孙秀文. 独灸百会穴配合八仙益智粥治疗老年期痴呆 98 例. 中医药学报，2003，31(4)：38-39.
C12	赵先彬，杨晓燕，陈研，等. 穴位埋线配合补肾益髓汤治疗老年性痴呆的临床研究. 新疆中医药，2013，31(1)：32-34.

附录 2　本书常用术语

术语	缩略词	定义	参考文献
95% 可信区间	95% CI	估计统计分析主要结果的不确定性。对未知数进行估计，例如优势比以点估计值及其可信区间的形式比较试验干预效应与对照干预效应。这意味着如果在其他来自同一总体的样本中研究被重复多次，每次重复都计算一个 95% 可信区间，则 95% 的这些可信区间将包含真实效应。除了 95%，有时为 90% 或 99%。可信区间越窄越精确	http://handbook.cochrane.org/

续表

术语	缩略词	定义	参考文献
乙酰胆碱酯酶抑制剂	ChEI	一类用于治疗痴呆的药物（如：多奈哌齐）	–
穴位按压	–	给穴位施加压力	–
针刺	–	将针刺入人或动物体内，以此为治疗目的或方法	2007 年世界卫生组织西太平洋地区中医术语国际标准。
穴位注射		将药物注入穴位的一种中西医结合治疗方法	2007 年世界卫生组织西太平洋地区中医术语国际标准
阿尔茨海默病评估量表 - 认知部分	ADAS-Cog	用于评估阿尔茨海默病认知功能的量表之一	Mohs RC, Rosen WG, Davis KL. The Alzheimer's disease assessment scale: an instrument for assessing treatment efficacy. Psychopharmacol Bull. 1983; 19（3）: 448-50.
阿尔茨海默病	AD	–	–
日常生活能力量表	ADL	用于评估受试者日常生活活动能力的量表	–
联合补充医学数据库	AMED	替代和补充医学生物数据库	https://www.ebscohost.com/academic/AMED-The-Allied-and-Complementary-Medicine-Database
澳大利亚新西兰试验注册中心	ANZCTR	临床试验注册平台	http://www.anzctr.org.au/
中国知网	CNKI	中文文献数据库	www.cnki.net
中国生物医学文献数据库	CBM	中国生物医学文献数据库	https://cbmwww.imicams.ac.cn
中国临床试验注册中心	ChiCTR	临床试验注册平台	http://www.chictr.org
中药	CHM	–	–

续表

术语	缩略词	定义	参考文献
中医	CM	–	–
维普中文期刊服务平台	CQVIP	中文文献数据库	http://www.cqvip.com
ClinicalTrials.gov	–	临床文献数据库试验注册平台	https://clinicaltrials.gov/
Cochrane 对照试验中心注册库	CENTRAL	提供大量随机对照试验报告的文献数据库	http://community.cochrane.org/editorial-and-publishing-policy-resource/cochrane-central-register-controlled-trials-central
中医综合疗法	–	两种或多种中医疗法如中药、针灸或其他疗法的联合使用	–
濒危野生动植物种国际贸易公约	CITES	–	https://www.cites.org/eng/disc/text.php
护理与联合卫生文献累计索引	CINAHL	英文医学文献数据库	https://www.ebscohost.com/nursing/about
拔罐	–	将真空罐吸附于病患处或经穴处的体表，以治疗疾病的方法	2007 年世界卫生组织西太平洋地区中医术语国际标准
精神疾病诊断与统计手册	DSM	美国精神病协会制定，包括了 DSM IV 和 DSM5 在内的多个版本	美国精神病协会制定
效应量	–	估计研究治疗效果的通用术语	http://handbook.cochrane.org/
有效率	–	为衡量受试者改善程度的数值。在本书第四章中列出	–
电针	–	在刺入体内的针上加电	2007 年世界卫生组织西太平洋地区中医术语国际标准

术语	缩略词	定义	参考文献
欧洲临床试验注册中心	EU-CTR	临床试验注册平台	https：//www. clinicaltrialsregister. eu
荷兰《医学文摘》	Embase	英文文献数据库	http：//www. elsevier. com/solutions/embase
证据推荐分级的评价、制定与评估	GRADE	评价证据质量等级和推荐强度的方法	http：//www. gradeworkinggroup. org/
健康相关生活质量	HR-QoL	指疾病对患者健康状态和/或生活质量的影响，是医疗常用的一种概念或评价方法	Brooker C. 莫比医疗护理和综合健康字典. 英国；2010
异质性	–	①一般用以描述研究的受试者、干预措施和结局指标变异的多样性或研究间任何种类的变异；②特别用于描述不同研究所评估的干预效应的多样性，也用于表明研究间的差异仅由随机误差所致	http：//handbook. cochrane. org/
同质性		①一般用以描述所研究的受试者、干预措施和结局指标变异的一致性；②特别用于描述不同研究所评估的干预效应的多样性，也用于表明研究间的差异非随机误差所致	http：//handbook. cochrane. org/
长谷川痴呆量表	HDS	评估痴呆认知状况的量表之一，通常使用改良的长谷川痴呆量表	Imai Y, Hasegawa K. The Revised Hasegawa Dementia Scale（HDS-R）—evaluation of its usefulness as a screening test for dementia. J Hong Kong Coll Psychiatr, 1994, 4（2）: 20-4.

续表

术语	缩略词	定义	参考文献
I^2	–	一种衡量研究间异质性的方法,在 meta 分析中以方差的百分比表示	http://handbook.cochrane.org/
中西医结合疗法	–	中医药联合西药或其他常规治疗	
均数差	MD	meta 分析中,在每组均数、标准差和样本量已知的情况下,用来合并连续性数据测量结果的一种方法。根据效果估计的精确度决定赋予每个研究均差的权重(例如,每一个研究对 meta 分析的总体结果带来多少影响)。在统计软件 Revman 和 Cochrane 系统评价数据库中,权重等于方差的倒数。此方法假定所有临床试验的结果用的是同样的标尺	http://handbook.cochrane.org/
Meta 分析	–	在一个系统评价中,应用统计学方法对所有相关研究进行整合。有时被误用为系统评价的同义词。系统评价通常包括 meta 分析	–
简易精神状态检查量表	MMSE	评估痴呆认知状况的量表之一	Folstein MF, Folstein SE, McHugh PR. Mini-mental state. A practical method for grading the cognitive state of patients for the clinician. Journal of Psychiatric Research, 1975; 12(3): 189-98.
艾灸	–	用点燃的艾绒物熏烤人体的穴位或一定部位,通过调节经络和脏腑功能来治疗疾病的一种方法	2007 年世界卫生组织西太平洋地区中医术语国际标准

术语	缩略词	定义	参考文献
无对照研究	NCS	对个体接受干预措施前后的观察,无对照组	http://handbook.cochrane.org/
非随机对照试验	CCT	用非随机的方法将受试者分配到不同干预组的试验研究	http://handbook.cochrane.org/
其他中医疗法	–	其他中医疗法包括除中药和针灸疗法外的所有中医传统疗法,如太极、气功、推拿和拔罐等	
PubMed	PubMed	PubMed 是一个提供生物医学方面的论文搜寻以及摘要,并且免费搜寻的数据库。它的数据库来源为 MEDLINE。其核心主题为医学,但亦包括其他与医学相关的领域,例如:护理学或者其他健康学科	http://www.ncbi.nlm.nih.gov/pubmed
气功	–	一种中国传统的养生保健方法,包括呼吸、身体活动和意识的调整	–
随机对照试验	RCT	用随机的方法将受试者分配到不同干预组的试验研究	–
偏倚风险	ROB	因为研究的设计和报告存在偏倚,在评价时对临床试验结果的评价高于或低于真实值	http://handbook.cochrane.org/
相对危险度	RR	两组之间的相对危险度。在干预性研究中,它是试验组某事件的发生率与对照组某事件的发生率之比。当 RR=1 时,表示两组之间发生率相同。当 RR < 1 时表示干预措施可以减少某事件的发生率	http://handbook.cochrane.org/

续表

术语	缩略词	定义	参考文献
结果总结表	–	呈现 GRADE 证据质量评价结果的方式	http://www.gradeworkinggroup.org/
太极拳	–	一种配合呼吸调节的中国传统拳术	–
经皮神经电刺激	TENS	用经皮的电流通过导电垫刺激穴位	–
推拿	–	以中医理论为指导,运用手法或借助于一定的推拿工具作用于患者体表的特定部位或穴位来治疗疾病的一种治疗方法,属于中医外治法范畴。具有疏通经络、推行气血、扶伤止痛、祛邪扶正、调和阴阳的作用	2007 年世界卫生组织西太平洋地区中医术语国际标准
肿瘤坏死因子α	TNF-α	一种细胞因子,能杀伤和抑制肿瘤细胞,并激活其他白细胞,可引发代谢反应,包括炎症应答,发热,消瘦以致恶液质	Brooker C. 莫比医疗护理和综合健康字典. 英国;2010
万方医学网	Wanfang	是由万方数据公司开发的,涵盖期刊、会议纪要、论文、学术成果、学术会议论文的大型网络数据库	http://www.wanfangdata.com
世界卫生组织	WHO	是联合国下属的一个专门机构,指导和协调国际卫生工作。它负责领导全球卫生事务,拟定健康研究议程,制定规范和标准,阐明以证据为基础的政策方案,向各国提供技术支持,以及监测和评估卫生趋势	http://www.who.int/about/en/

续表

术语	缩略词	定义	参考文献
中华医典	ZHYD	《中华医典》（中医百科全书）：湖南电子音像出版社发行的一套光盘版大型中医电子丛书，包含了一千余本新中国成立前的历代主要中医古籍	裘沛然. 中华医典 [中医电子丛书]. 4th ed. 长沙：湖南电子音像出版社，2000.
中医方剂大辞典	ZYFJDCD	收录了中医药古籍著作中 96592 条方剂，最早由南京中药学院编著，第一版于 1993 年出版	

附录3　课题组发表的相关文章

1. May BH, Feng M, Zhou IW, et al. Memory impairment, dementia, and Alzheimer's disease in classical and contemporary traditional Chinese medicine. J Altern Complement Med, 2016, 22（9）: 695-705.

2. Hyde AJ, May BH, Dong L, et al. Herbal medicine for management of the behavioural and psychological symptoms of dementia（BPSD）: a systematic review and meta-analysis. J Psychopharmacol, 2017, 31（2）: 169-183.

3. Dong L, May BH, Feng M, et al. Chinese herbal medicine for mild cognitive impairment: a systematic review and meta-analysis of cognitive outcomes. Phytother Res, 2016, 30（10）: 1592-1604.

4. Feng M, Lu J, May BH, et al. Chinese herbal medicine for patients with vascular cognitive impairment no dementia: protocol for a systematic review. BMJ Open, 2016, 6（3）: e010295.

5. Hyde AJ, May BH, Xue CC, et al. Variation in placebo effect sizes in clinical trials of oral interventions for management of the behavioral and psychological symptoms of dementia （BPSD）: a systematic review and meta-analysis. Am J Geriatr Psychiatry, 2017, 25（9）: 994-1008.

6. May BH, Feng M, Hyde AJ, et al. Comparisons between traditional medicines and pharmacotherapies for Alzheimer disease: a systematic review and meta-analysis of cognitive outcomes. Int J Geriatr Psychiatry. 2018, 33（3）: 449-458.

方剂索引

中 药 索 引

58检